o que é
METABOLISMO?
como nossos corpos transformam
o que comemos no que somos

o que é
METABOLISMO?

Alicia Kowaltowski

como nossos corpos transformam
o que comemos no que somos

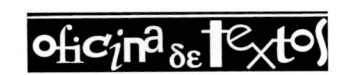

Grafia atualizada conforme o Acordo Ortográfico da Língua Portuguesa de 1990, em vigor no Brasil desde 2009.

CONSELHO EDITORIAL   Arthur Pinto Chaves; Cylon Gonçalves da Silva;
Doris C. C. K. Kowaltowski; José Galizia Tundisi;
Luis Enrique Sánchez; Paulo Helene; Rozely Ferreira
dos Santos; Teresa Gallotti Florenzano

Capa MALU VALLIM
Imagem da capa GIUSEPPE ARCIMBOLDO
Projeto gráfico MALU VALLIM
Preparação de figuras e diagramação ALEXANDRE BABADOBULOS
Preparação de texto HÉLIO HIDEKI IRAHA
Revisão de texto PAULA MARCELE SOUSA MARTINS
Impressão e acabamento PSI7

Dados Internacionais de Catalogação na Publicação (CIP)
(Câmara Brasileira do Livro, SP, Brasil)

Kowaltowski, Alicia
O que é metabolismo? : como nossos corpos
transformam o que comemos no que somos / Alicia
Kowaltowski. -- São Paulo : Oficina de Textos, 2015.

Bibliografia
ISBN 978-85-7975-197-4

1. Metabolismo I. Título.

15-09655
                                                CDD-616.39

Índices para catálogo sistemático:
1. Metabolismo : Fisiologia humana 616.39

Todos os direitos reservados à OFICINA DE TEXTOS
Rua Cubatão, 798   CEP 04013-003   São Paulo-SP – Brasil
tel. (11) 3085 7933
www.ofitexto.com.br   atend@ofitexto.com.br

Apresentação

A Dra. Alicia Juliana Kowaltowski concluiu sua graduação em Medicina em 1997 e seu doutorado em Bioquímica em 1999, ambos pela Faculdade de Ciências Médicas da Universidade Estadual de Campinas (Unicamp). Retornou de seu pós-doutorado no Oregon Graduate Institute, nos Estados Unidos, para assumir a posição de professora assistente doutora de Bioquímica do Instituto de Química da Universidade de São Paulo (USP), mediante aprovação em concurso público. Sua grande habilidade para o ensino e para a formação de discípulos, sua liderança na formação de equipe e sua excelente *performance* no desenvolvimento de projetos de pesquisas inovadoras propiciaram seu rápido progresso na carreira científica, bem como importantes premiações nacionais e internacionais.

Atualmente é professora titular de Bioquímica do Instituto de Química da USP e desenvolve projetos de pesquisa voltados para a compreensão das relações entre dieta, estresse oxidativo e envelhecimento. Pesquisa intervenções capazes de regular a geração mitocondrial de radicais livres e os resultados dessas intervenções sobre a saúde e o envelhecimento. Com essa experiência científica e habilidade na transmissão de conhecimentos, ninguém melhor que Alicia poderia escrever, em uma linguagem tão acessível e agradável, sobre *o que é metabolismo*.

Em um momento em que grande parte da população mundial tem estilo de vida sedentário e fácil acesso a alimentos naturais ou industrializados, muitos com sabores artificiais e aditivos que aumentam sua palatabilidade, o livro da Dra. Alicia permite que o leitor compreenda com facilidade os motivos da grande incidência mundial de doenças metabólicas, que incluem obesidade, diabetes tipo II, dislipidemias e patologias cardiovasculares e neurovasculares, entre outras. Sem perder a fundamentação científica, o texto é de leitura fácil e apresentado num formato de perguntas e respostas que estimula o leitor a entender os problemas que atingem a si mesmo ou pessoas da sua família, escola ou comunidade.

A autora explica, com grande propriedade e simplicidade, como os alimentos que ingerimos são convertidos nas moléculas que constituem o nosso organismo e em energia na forma química de ATP, a moeda energética da célula. Descreve com didática a regulação do metabolismo por hormônios e a existência de mecanismos que conferem a pessoas diferentes a propriedade de aproveitar com maior ou menor rendimento a energia contida nos alimentos. Ensina que pessoas com maior rendimento no aproveitamento da energia respiratória dissipam menos energia na forma de calor e têm maior tendência a acumular o excesso de alimentos na forma de gordura. A obra esclarece ainda que a habilidade dos seres humanos em engordar facilmente tem raízes evolutivas, comportamentais e, principalmente, metabólicas. Concluindo o texto, a autora explica, com espírito crítico e fundamentação científica, tanto os efeitos benéficos como os indesejáveis das dietas populares, dos antioxidantes e das suplementações nutricionais utilizados atualmente. Portadora de impecável formação humanística, a Dra. Alicia transmite, com ética e competência, a importância para o desenvolvimento científico de modelos experimentais de microrganismos a mamíferos, tais como *Escherichia coli*, *Saccharomyces cerevisiae*, o verme *Caenorhabditis elegans*, o rato albino (*Rattus norvegicus*) e os camundongos (*Mus musculus*).

Anibal Vercesi
Professor Titular da Faculdade de Ciências Médicas da Unicamp

Prefácio

Para uma cientista como eu, explicar o que fazemos, estudamos e procuramos compreender por meio de nossos processos investigativos é uma tarefa complicada. A característica intrínseca do ser humano de ter curiosidade sobre o mundo, procurando compreendê-lo e modificá-lo de modo abrangente e profundo, levou-nos a criar um corpo de conhecimento sobre o nosso universo que é tão extenso que não pode atualmente ser compreendido por completo por nenhum de nós individualmente. Em vez disso, o conhecimento se encontra espalhado entre especialistas das mais diferentes áreas e depositado em publicações científicas, que hoje são produzidas na assustadora velocidade de mais de um milhão ao ano.

Num cenário desses, explicar as hipóteses, achados e visões futuras do meu grupo de pesquisa para outros cientistas de áreas bem semelhantes à nossa já não é tarefa fácil. Porém, é algo para o qual estamos muito bem preparados, pois o fazemos sempre e somos treinados para isso desde que começamos nossa formação científica. Tal troca de informações entre cientistas é essencial para o progresso científico e o ganho de conhecimento de qualidade. Por outro lado, explicar o que fazemos para pessoas de outras profissões, com formações diversas, não faz parte do nosso dia a dia e, de modo errôneo, raramente é algo para o qual nos preparamos em nossa formação.

Mas como não aceitar esse desafio? Como não querer pelo menos tentar transmitir para nossos amigos, parentes e pessoas interessadas parte do conhecimento que trabalhamos tanto para construir? Na realidade, trata-se de mais do que um desafio, constitui uma necessidade e um dever: as pessoas têm o direito de compreender, pelo menos de forma geral, aquilo que fazemos. E é importante que entendam, porque somente assim podem se proteger de informações errôneas e distorcidas, muitas vezes apresentadas de maneira a parecer científicas, que infelizmente se divulgam com muita frequência dentro da minha área de atuação, o metabolismo energético.

Ao mergulhar nesse desafio, além de explicar o que é metabolismo, espero ter transmitido neste livro um pouco do meu fascínio pelo estudo dessa rede altamente complexa de reações químicas que consistem no metabolismo e definem o que é um ser vivo, capaz de transformar o mundo à sua volta. Um resultado desse processo já posso considerar um sucesso: eu certamente (e um pouco surpreendentemente) aprendi muito sobre a área em que atuo ao escrever este texto. Ao me forçar a discutir o que fazemos com uma linguagem acessível, este livro me fez revisitar conceitos básicos e dados que muito acrescentaram ao meu conhecimento e compreensão.

Tenho pessoas demais a quem agradecer nominalmente, mas digo que este livro não teria sido possível se não fosse pela minha família, que me formou como pessoa, pelos meus supervisores, que me formaram como cientista, pelos meus colegas e colaboradores, que me mantiveram interessada e focada, e pelos espetaculares alunos e membros do meu grupo de pesquisa, atuais e pregressos, que me mantêm em processo contínuo de aprendizado.

Alicia Kowaltowski
São Paulo, 23/9/2015

 Sumário

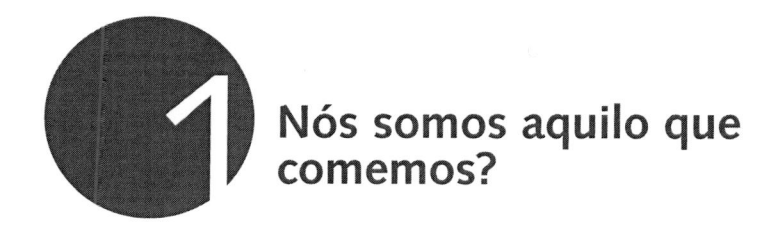

Nós somos aquilo que comemos?

Em 1614, o médico e cientista italiano Santorio Santorii (1561--1636) publicou os resultados de um trabalho exaustivo em que ele detalhadamente descreve como, durante três décadas, todos os dias, pesou tudo o que comeu, bebeu e eliminou (como urina e fezes), além do seu próprio corpo. Sua obsessão por pesar tudo surgiu porque ele descobriu, mas não conseguiu explicar, que grande parte do que comemos aparentemente some de modo misterioso dos nossos corpos, não sendo eliminado como fezes ou urina. Realmente, hoje é bem estabelecido que o ser humano saudável consome, em média, cerca de 1.300 g (1,3 kg) de alimento sólido (sem contar bebidas) todos os dias e elimina aproximadamente 300 g desse alimento por meio das fezes (Bingham; McNeil; Cummings, 1981; USDA, 2003). Sobra, portanto, 1 kg de alimento que não é eliminado. O que acontece com esse quilograma de alimento que entra nos nossos corpos todos os dias? Obviamente não permanece ali, pois pessoas saudáveis não engordam 1 kg por dia!

A maior parte dos alimentos que comemos é transformada na energia que nos mantém vivos, capazes de pensar, movimentar-nos e manter nossos corpos funcionando. Essa produção de energia acontece predominantemente nas mitocôndrias, pequenas vesículas dentro de nossas células que agem como baterias ou pilhas biológicas, extraindo energia dos alimentos por meio de reações bioquímicas e fornecendo-a às células.

As transformações que geram energia nas mitocôndrias, que serão discutidas com mais detalhes no Cap. 3, quebram as moléculas grandes que comemos (carboidratos, proteínas e gorduras, também chamadas de lipídeos), produzindo duas moléculas pequenas: água e gás carbônico (CO_2). Sim, nosso metabolismo elimina CO_2, contribuindo para a emissão desse gás, que é também promovida pela queima de combustíveis em automóveis, por exemplo. Essa quebra de moléculas grandes está associada à produção de uma molécula com ligações químicas ricas em energia usada por todas as células como uma espécie de moeda energética, o adenosina trifosfato (ATP).

A água produzida nessas transformações é eliminada pelo suor, pela urina e pela respiração (o ser humano não só consome, mas também produz água, cerca de 0,3 litro por dia). O CO_2 sai de nossos corpos também pela respiração, em quantidades muito maiores que você imagina – se captarmos o ar que eliminamos, veremos que um ser humano elimina em média pouco menos de 1 kg de CO_2 todos os dias. É esse o destino principal dos alimentos que ingerimos: serem degradados para produzir energia e eliminados como CO_2 e água. Como Santorio não sabia que moléculas existiam (seus estudos pré-datam a teoria atômica, do começo do século XIX), não imaginava que matéria sólida ou líquida poderia ser modificada e eliminada como um gás invisível pela respiração. Seus estudos obsessivamente detalhados foram, portanto, capazes de indicar a presença dessas transformações, mas não explicá-las.

O conjunto de transformações químicas que degrada e transforma os alimentos nas moléculas que constituem nossos corpos, além de formar energia na forma de ATP, é conhecido como *metabolismo*. O termo vem do grego de *mudar* ou *alterar*.

O estudo do metabolismo é muito antigo: já no século XIII o médico-pesquisador árabe Ibn al-Nafis reconhecia que "o corpo e suas partes estão em um estado contínuo de dissolução e nutrição, estão inevitavelmente em mudança permanente" (Al-Nafis, 1280), uma descrição impressionantemente precisa, considerando que só se veio a reconhecer que somos compostos de átomos, pequenas partículas que se associam e se organizam na forma de moléculas, após o desenvolvimento da teoria atômica.

Já com a ajuda do conhecimento atômico, Louis Pasteur descreveu, em 1857, o processo metabólico de fermentação, que produz pão, queijo e vinho, entre outros deliciosos alimentos. Foi um passo muito importante na compreensão dos processos químicos pelos quais os seres vivos transformam as moléculas. Pasteur demonstrou também a importância do oxigênio que respiramos para produzir crescimento celular de modo muito mais eficaz que a fermentação, que não envolve oxigênio. Os estudos mapeando as transformações químicas iniciados então se intensificaram no começo do século XX e continuam até hoje. Ainda não compreendemos na totalidade os processos metabólicos e continuamos encontrando a cada dia novas transformações e novos mecanismos pelos quais essas transformações são reguladas. O tempo dedicado por milhares de pesquisadores para desvendar esses processos ainda não completamente compreendidos se deve à sua imensa complexidade.

Estudos sobre as transformações metabólicas nos seres vivos demonstram que uma molécula dentro de uma célula não pode sofrer qualquer alteração química passível de ser realizada em um tubo de ensaio. Em vez disso, há um número de reações possíveis predeterminado para cada molécula. Isso acontece porque as transformações de nossas moléculas são catalisadas por enzimas, que definem quais transformações são biologicamente possíveis: cada enzima possui uma estrutura específica que permite uma transformação química determinada. O conjunto de enzimas que possuímos é determinado pelo nosso DNA, que possui as informações utilizadas pelas células para a produção de proteínas, incluindo as enzimas metabólicas (a grande maioria das enzimas são proteínas). Uma célula só é capaz de produzir proteínas cujas informações estão codificadas no nosso DNA e, portanto, só é capaz de sintetizar enzimas que catalisam reações metabólicas específicas, e não a gama completa de transformações químicas que uma molécula poderia sofrer em laboratório.

Desse modo, há caminhos específicos de transformações das moléculas que ocorrem em nossas células, sendo cada passo desse caminho determinado pela presença de uma enzima específica. Esses caminhos metabólicos são organizados pelos cientistas que os estudam na forma de mapas metabólicos, com setas indicando cada passo de transformação entre as moléculas, como no exemplo da Fig. 1.1. Um fascinante modelo desses mapas, mais completo e endossado pela International Union for Biochemistry and Molecular Biology, pode ser visto em IUBMB (s.d.).

Embora o mapa metabólico não seja representativo de locais físicos, o uso desse termo é bastante apto, pois as vias pelas quais nossas moléculas se transformam guardam muitas semelhanças com sistemas viários. Por exemplo, há vias metabólicas que são verdadeiras avenidas, pelas quais muitas moléculas passam rapidamente antes de sair em alguma ramificação e seguir por diferentes vias de menor fluxo (equivalentes a pequenas ruas) até formar uma molécula-alvo.

Um exemplo de avenida metabólica é a via glicolítica, por onde é metabolizada a maioria dos carboidratos que ingerimos, incluindo os açúcares simples dos doces e frutas e o amido, presente em grãos, legumes, raízes e seus derivados. As transformações que acontecem nessa via estão presentes em todos os organismos vivos na Terra. Além disso, elas são idênticas, catalisadas por enzimas estruturalmente muito semelhantes, em todos os organismos. Isso indica que essa sequência de transformações bioquímicas é extremamente antiga evolutivamente; já existia no ancestral comum de todos os seres vivos na Terra hoje.

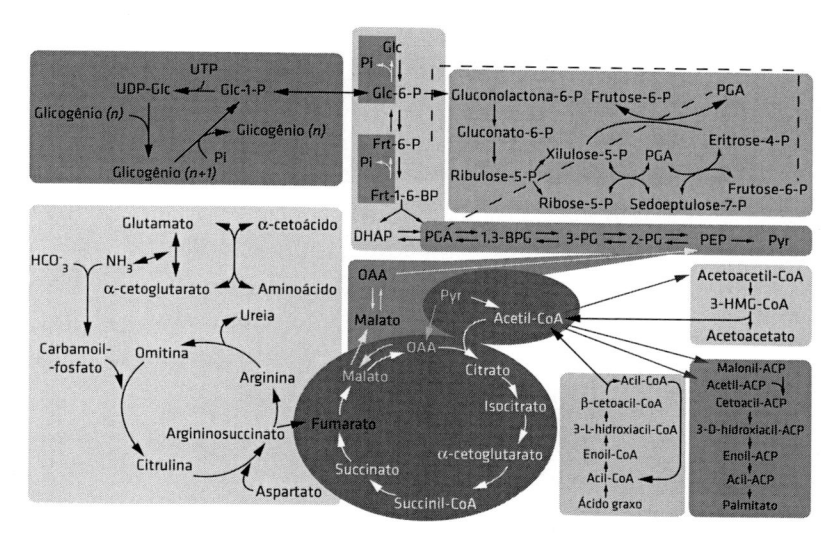

Fig. 1.1   *Um mapa metabólico com reações do metabolismo de carboidratos, proteínas e lipídeos. As setas representam as transformações entre as moléculas, aqui indicadas pelos seus nomes. Note que há transformações que podem ocorrer nos dois sentidos (com setas para os dois lados) e transformações que ocorrem em apenas um sentido (vias metabólicas de mão única)*

Fonte: modificado de Silva (s.d.).

Como qualquer avenida muito antiga, a via glicolítica está localizada no centro do mapa metabólico, com muitas outras vias de menor fluxo, que surgiram mais recentemente, entrando e saindo dela. É também uma via de mão dupla, uma vez que, embora os caminhos metabólicos sejam um pouco diferentes, somos capazes tanto de quebrar quanto de sintetizar moléculas de glicose. Como uma grande avenida em uma cidade, o funcionamento da via glicolítica é de importância vital: se ocorrer algum problema que impeça essa via metabólica de funcionar, como a perda da função de alguma enzima da via (o que pode acontecer por causa de mutações no DNA), a célula normalmente morre.

Embora o número de moléculas transformadas por elas seja menor, as vias de baixo fluxo metabólico, ou ruelas metabólicas, são também extremamente importantes, fato que se torna evidente principalmente quando apresentam problemas de funcionamento. Um exemplo é a falta de funcionamento da fenilalanina hidroxilase, que promove a doença hereditária fenilcetonúria. Essa enzima é responsável por degradar a fenilalanina, um aminoácido presente em pequenas quantidades nas proteínas dos nossos alimentos. Na ausência dessa enzima, a fenilalanina ingerida se encontra numa espécie de beco sem saída metabólico, não podendo ser transformada em outras moléculas, e acaba então se acumulando em quantidades tóxicas e gerando lesões aos tecidos, principalmente ao cérebro.

A deficiência dessa enzima é detectada no "teste do pezinho" de crianças recém-nascidas, um exame em que é colhida uma pequena quantidade de sangue da criança e medido se há fenilalanina se acumulando nesse sangue. Se detectada a doença, as crianças são alimentadas com uma dieta pobre em fenilalanina para prevenir o seu acúmulo tóxico e preservar a função cerebral. Para essas crianças especificamente, o leite materno, rico em proteínas e, portanto, em fenilalanina, precisa ser evitado.

Outra similaridade que o metabolismo guarda com sistemas viários é a necessidade de que a velocidade de suas transformações seja controlada para que não se torne caótico. Há, portanto, um sistema análogo a semáforos e radares que pode parar ou controlar a velocidade de determinadas reações metabólicas, diminuindo o fluxo de moléculas a partir desse ponto e aumentando a concentração das moléculas anteriores a ele. O controle da velocidade dessas reações é feito por meio da alteração da atividade das enzimas que as catalisam. Algumas enzimas em pontos-chave do metabolismo podem diminuir sua atividade ou até parar completamente em resposta a mudanças dentro das células, controlando assim o fluxo na via metabólica em que participam.

Há dois tipos principais de estímulo que controlam a atividade dessas enzimas: os níveis de energia da célula em que a enzima se encontra (principalmente a quantidade da molécula rica em energia, ATP) e os hormônios circulantes. Níveis de ATP altos em uma determinada célula são indicativos de que há ampla energia química disponível e, portanto, não há a necessidade de essa célula produzir mais ATP naquele momento. Quando o ATP acumula em altas concentrações nas células, liga-se em enzimas-chave da via glicolítica, resultando na parada da degradação de carboidratos, processo que normalmente gera ATP. É como se fechasse o sinal nos semáforos da via glicolítica, parando temporariamente o fluxo por essa avenida e prevenindo seu destino principal, que é a produção de ATP.

Existe, assim, uma regulação da produção do ATP, molécula rica em energia, por meio de sua própria concentração. Esse processo não é permanente, mas sim dinâmico. À medida que a célula usa seu ATP como fonte de energia para, por exemplo, construir novas moléculas, os níveis de ATP caem e os semáforos da via glicolítica abrem novamente: as enzimas que estavam inibidas recomeçam a funcionar, restabelecendo a atividade de quebra de carboidratos e gerando mais ATP. Esse processo é rápido; flutuações nos níveis de ATP e na velocidade das reações da via glicolítica ocorrem segundo a segundo dentro das células. É esse processo extremamente dinâmico que mantém os níveis de energia química da célula sempre adequados.

Enquanto os níveis de ATP intracelulares coordenam a atividade do metabolismo em cada uma de nossas células individualmente e segundo a segundo, nós temos também outro sistema de controle que se soma a esse e que coordena o metabolismo do nosso corpo inteiro, modulando a atividade de vias metabólicas em muitas células ao mesmo tempo e fazendo alterações com duração de tempo maior, de alguns minutos a horas e dias. Trata-se do efeito dos hormônios, moléculas sinalizadoras produzidas em locais específicos e que são transportadas pelo sangue.

Vamos discutir os principais hormônios regulatórios do metabolismo com mais detalhes no Cap. 7. Porém, vale aqui exemplificar o modo geral como funcionam, usando como exemplo um hormônio bastante conhecido da população: a insulina, produzida no pâncreas, um órgão que fica no abdômen, em resposta a refeições ricas em carboidratos. Após essas refeições, a insulina sai do pâncreas e cai na corrente sanguínea, promovendo a absorção e a transformação desses carboidratos nos nossos diferentes tecidos.

Um dos efeitos desse hormônio é promover a captação de glicose (a forma predominante na qual os carboidratos são absorvidos dos intestinos) do sangue pelos nossos músculos e fígado, formando outro carboidrato chamado glicogênio, que pode ser armazenado e usado como fonte de energia posteriormente. A insulina faz isso modificando enzimas-chave da via metabólica que sintetiza o glicogênio, ativando-as. O processo de retirada da glicose da corrente sanguínea sinalizado pela insulina é muito importante, pois a presença de quantidades altas de glicose no nosso sangue por longos períodos de tempo promove alterações de nossos nervos e vasos sanguíneos, entre outros problemas. Diabéticos, que não produzem ou não respondem à insulina, podem desenvolver complicações nos vasos e nervos por causa da falha de controle metabólico dos níveis circulantes de glicose. Esse é apenas um exemplo de várias condições médicas causadas por erros no controle adequado do nosso metabolismo, como será discutido no Cap. 8.

Mas, afinal, nós somos aquilo que comemos? Em parte, sim. Se olharmos para os átomos de carbono que compõem aquela gordurinha abdominal que incomoda muitos, podemos afirmar que parte deles certamente veio do feijão que você comeu ontem, um excelente alimento do ponto de vista nutricional, mas que, como qualquer outro, engorda se ingerido em excesso, como discutiremos no Cap. 2. Porém, enquanto esses átomos de carbono agora fazem parte de uma molécula de gordura (ou, mais tecnicamente, um tracilglicerídeo ou lipídeo), podem ter se originado de uma molécula de amido ou uma proteína no feijão que você ingeriu. Nosso corpo transforma continuamente as moléculas que ingerimos, rearranjando seus átomos e gerando moléculas novas, que podem ser armazenadas temporariamente, exercer importantes funções (como formar parte de nossos músculos, agir como enzima, agir como um hormônio etc.) ou ser eliminadas. É justamente por causa dessas transformações que você pode comer grãos a vida inteira sem nunca ficar parecido com um feijão!

E as transformações não param aí: o pé de feijão, por ser uma planta, pode construir moléculas, como carboidratos, usando o CO_2 do ar como fonte de átomos de carbono para formar essas moléculas. Esse processo é algo que nós, animais, não fazemos, porque não temos as enzimas que permitem essas transformações (não herdamos as instruções genéticas para formar essas enzimas). Já o CO_2 no ar absorvido pelo feijão pode ter sido produzido, por exemplo, por um besouro, um animal que, como nós, degrada moléculas maiores que ingere e produz energia na forma de ATP, além de água e CO_2, que ele elimina. Portanto, na Terra, átomos de carbono estão constantemente trocando de posição, compondo novas moléculas biológicas, com novas formas e funções. Tudo isso se deve aos fascinantes processos dinâmicos, constantes e regulados que constituem o metabolismo, um processo não só essencial, mas que define o que é a vida.

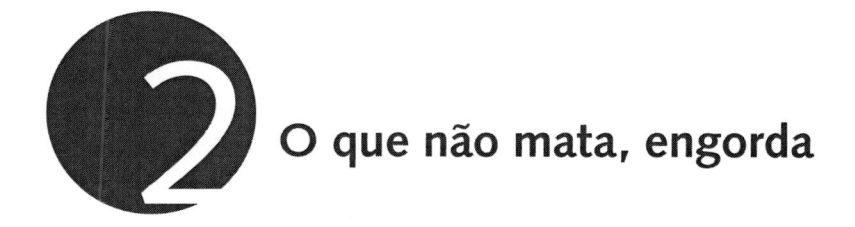

O que não mata, engorda

É uma verdade metabólica da qual não temos como escapar: os seres humanos são muito eficientes em armazenar qualquer alimento ingerido em excesso na forma de gorduras. Mas por que nossos corpos conspiram contra nós, levando-nos a acumular essas gordurinhas tão indesejadas?

A habilidade da maioria dos seres humanos de engordar facilmente (discutiremos as exceções, pessoas com "metabolismo acelerado", no Cap. 3) tem raízes evolutivas, comportamentais e, principalmente, metabólicas. Do ponto de vista comportamental, a visão negativa da presença de gorduras no corpo é recente e tende a ser um exagero em relação ao que é cientificamente comprovado. É claro que, como confirmado por muitos trabalhos científicos sérios e cuidados, ser obeso está associado ao surgimento de várias doenças indesejáveis. Por outro lado, a expectativa de vida de pessoas muito magras, como muitas modelos, é menor que a da população com distribuição de gorduras normal. Ou seja, ser magro ao extremo também não é desejável da perspectiva médica, por mais que muitos almejem esse padrão estético.

Do ponto de vista evolutivo, temos que lembrar que foi somente no século XX que a expectativa de vida média passou de 45 anos. Além disso, foi apenas nesse curto período de nossa história que uma grande parte dos seres humanos passou a ter acesso praticamente irrestrito a comida sem ter que praticar exercícios físicos para obtê-la, cultivando e/ou caçando seus alimentos, pois eles agora estavam disponíveis para compra. A falta de necessidade de gastar energia para obter alimentos permitiu aos seres humanos ter o saldo energético corporal positivo necessário para acumular peso. Nós somos, desse modo, evolutivamente preparados para sobreviver pouco tempo e na presença de comida escassa e difícil de obter, mas vivemos hoje a realidade oposta, com vidas longas e alimentação farta, de fácil obtenção.

O resultado de ter evoluído em condições de pouca comida é que indivíduos capazes de armazenar alimentos eficientemente, na forma de moléculas que serviriam como fonte de energia posterior, foram os que mais sobreviveram no nosso mais remoto passado. É por isso que seres humanos que armazenam gorduras com eficiência são hoje a maioria. Pessoas com "metabolismo acelerado" tenderam a sobreviver menos no passado, passando menos os seus genes à frente e contribuindo menos para as características mais comuns da população atual.

Nosso passado evolutivo também criou em nós um gosto por alimentos ricos em energia química, capazes de nos manter vivos e funcionais no momento, e não necessariamente por aqueles alimentos que garantem uma vida longa e saudável após a meia-idade. Infelizmente, somos evolutivamente programados para sentir prazer ao comer grandes quantidades de comida doce, rica em proteínas e gordurosa, pois era uma característica que aumentava a chance de sobrevida em um passado não tão distante. Por outro lado, sabemos hoje que dietas demasiadamente fartas levam à obesidade e a várias complicações de saúde, todas elas aparecendo predominantemente mais tarde na vida e, portanto, não tendo sofrido essa seleção evolutiva, pois essa é uma fase que só se tornou comum atingir nos últimos anos.

Mas por que acumulamos gorduras, hoje tão indesejadas, e não massa muscular, que é predominantemente composta de proteínas e muito mais desejável do ponto de vista social? O motivo é simples: gorduras (lipídeos) armazenam mais do que o dobro da energia química que carboidratos ou proteínas guardam em suas moléculas: enquanto 1 g de carboidratos ou proteínas possui aproximadamente 4 kcal, 1 g de gorduras possui 9 kcal. Essa diferença de quantidade de energia química acontece porque moléculas lipídicas possuem mais elétrons, podendo formar mais água e ATP, como veremos no Cap. 3. Gorduras também não se misturam com água, e, portanto, é possível carregar essas moléculas ricas em energia química sem o peso adicional da água em que estão dissolvidas. Desse modo, acumular gorduras é muito mais efetivo como mecanismo de armazenamento de energia para uso posterior que armazenar proteína muscular ou carboidratos. Nossos corpos foram evolutivamente selecionados para estocar a maior parte da energia química na forma mais eficiente: gorduras.

A predominância do acúmulo de lipídeos se reflete também nas vias metabólicas que promovem transformações entre os diferentes tipos de moléculas que comemos. Todos os principais grupos de alimentos (carboidratos, proteínas e os próprios lipídeos) podem ser transformados em gorduras e armazenados nos nossos corpos. Ou seja, qualquer comida, em excesso, engorda. O contrário já não é verdadeiro: gorduras armazenadas em nossos corpos não podem ser transformadas em carboidratos ou proteínas (veja a Fig. 2.1). Simplesmente não há caminho nos nossos mapas metabólicos, isto é, não temos as enzimas necessárias, codificadas pelo nosso DNA, para que essas transformações sejam possíveis dentro de nossas células. Ao analisar os mapas metabólicos, vemos os motivos para isso: vários dos passos para construir gorduras a partir de carboidratos ou proteínas são vias de mão única metabólicas e, dessa forma, não podem ocorrer no sentido contrário. O resultado é que o único destino possível para a gordura acumulada é ser quebrada a CO_2 e água durante o processo de formação de energia química para as células, na forma de ATP.

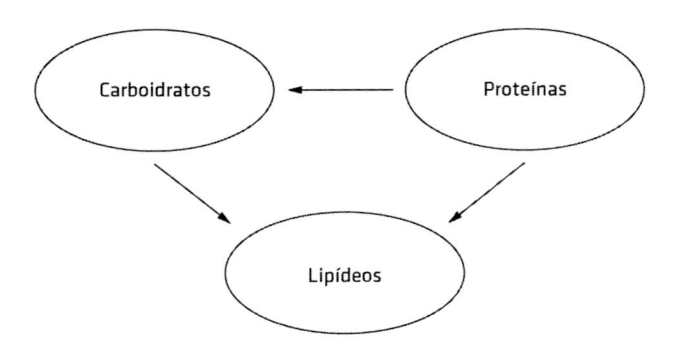

Fig. 2.1   *Tipos de transformação entre moléculas que são possíveis. Seres humanos são capazes de transformar proteínas e carboidratos em lipídeos, e proteínas em carboidratos. Não somos capazes de transformar carboidratos ou lipídeos em proteínas nem de fabricar carboidratos a partir de lipídeos*

Para entender melhor por que isso acontece, é preciso compreender o processo pelo qual os lipídeos são metabolizados nas nossas células, ou seja, traçar o caminho tomado por essas moléculas no mapa metabólico. Lipídeos quebrados pelas nossas células geram produtos contendo dois átomos de carbono, que são metabolizados em uma via antiga e de alto fluxo, que normalmente se localiza próximo ao centro do mapa metabólico, recebendo moléculas derivadas de várias vias metabólicas. É o ciclo dos ácidos tricarboxílicos, mais conhecido como ciclo de Krebs, pois foi descrito pelo bioquímico alemão Hans Krebs em 1937. Essa via, além de ser de alto fluxo e importância, guarda uma curiosidade intrigante: é uma via cíclica (Fig. 2.2), ou seja, assemelha-se a uma rotatória ou balão viário.

Acompanhe o que acontece na Fig. 2.2 para entender esse processo (não se preocupe, não é preciso lembrar-se de todas as transformações posteriormente): o ciclo se inicia com um entroncamento em que uma molécula de dois carbonos (acetilcoenzima A) se combina com uma molécula de quatro carbonos (oxaloacetato), produzindo o citrato, que contém seis carbonos (o metabolismo é matemático: dois carbonos somados a quatro carbonos resultam em seis carbonos). O citrato sofre então uma série de transformações que envolvem a produção de duas moléculas de CO_2 (ou seja, há a saída de dois carbonos do ciclo, pois o CO_2 não é mais utilizado nas nossas células e é eliminado pela respiração) e a regeneração de oxaloacetato com quatro carbonos (seis carbonos – dois carbonos = quatro carbonos). Esse oxaloacetato pode então iniciar o processo novamente, combinando-se com outra molécula de acetilcoenzima A com dois carbonos, determinando assim a característica cíclica dessa via metabólica.

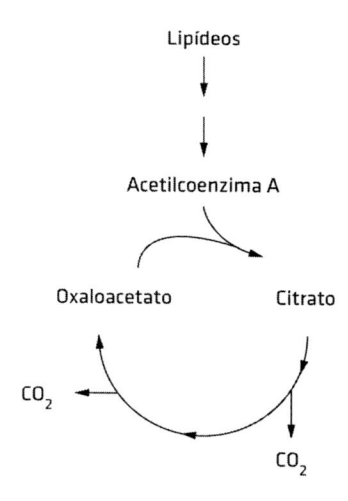

Fig. 2.2 *Degradação de lipídeos. Lipídeos são quebrados em acetilcoenzima A, que então entra no ciclo de Krebs, uma via metabólica cíclica e de mão única, produzindo duas moléculas de CO_2*

Além da sua característica cíclica, o ciclo de Krebs tem mão única: não somos capazes de produzir moléculas de dois carbonos, como a acetilcoenzima A, a partir de duas moléculas de CO_2, pois não temos as enzimas necessárias para isso, ao contrário das plantas e das algas. Também não somos capazes de produzir proteínas e carboidratos a partir de moléculas de dois carbonos, já que não há caminho metabólico para isso, embora moléculas de dois carbonos sejam formadas a partir de carboidratos e proteínas. Portanto, não somos capazes de produzir proteínas e carboidratos a partir de nossas gorduras, como indicado na Fig. 2.1. Uma vez formada uma molécula de gordura, ela ficará armazenada até o momento em que houver ativação da via de degradação das gorduras, provocada ou pela falta de ATP dentro da célula ou por hormônios, como aqueles liberados durante o exercício ou o jejum (em termos bioquímicos, jejum é o período que se inicia cerca de duas horas após uma refeição).

Se o conteúdo calórico de carboidratos e proteínas é o mesmo (como vimos anteriormente, ambos possuem 4 kcal por grama) e ambos são metabolicamente capazes de gerar gorduras, por que então tantas dietas para emagrecer da moda recomendam cortar, às vezes completamente, a ingestão de carboidratos, mantendo a ingestão de proteínas? Cortar gordura, que contém mais calorias por grama, parece fazer sentido metabolicamente, mas por que limitar carboidratos ajudaria a perder peso?

As dietas para perda de peso pobres em carboidratos se baseiam no fato de que a ingestão de diferentes grupos alimentares pode regular o metabolismo de modo distinto, promovendo maior ou menor ganho de peso, mesmo na presença da mesma quantidade de calorias ingeridas. Especificamente, a falta de carboidratos na dieta diminui a liberação de insulina, que é um hormônio que aumenta a atividade das reações que sintetizam os lipídeos. Desse modo, porque há menor liberação de insulina, há uma diminuição da produção de gorduras relativa à ingestão de calorias (veremos melhor os mecanismos pelos quais a insulina age no Cap. 7). Comprovadamente, cortar carboidratos da dieta é uma maneira de perder peso.

Mas cuidado é necessário, pois nem tudo que nos faz perder peso é saudável ou promove somente efeitos desejáveis para o corpo! Por exemplo, com a baixa insulina resultante dessas dietas, há também a possibilidade de perda de massa muscular, pois a produção de proteínas musculares é outro processo ativado por insulina. Se há baixa insulina porque não se comem carboidratos, não há estímulo por esse hormônio para a produção de proteínas musculares. Deve-se destacar que não adianta comer muita proteína na dieta para compensar esse fato e evitar a perda muscular: a produção de insulina que leva ao crescimento muscular é predominantemente regulada pela presença de glicose, derivada de carboidratos, e não pela presença de aminoácidos, derivados de proteínas. O excesso de proteínas em uma dieta pobre em carboidratos é, portanto, predominantemente transformado em outros tipos de moléculas, e não em proteínas musculares.

Outro efeito indesejável das dietas muito pobres em carboidratos é que, por causa dos níveis muito baixos de insulina, há quebra rápida de moléculas de gordura, o que gera muita acetilcoenzima A, a molécula de dois carbonos que depois é degradada no ciclo de Krebs, como vimos na Fig. 2.2. A acetilcoenzima A e outras moléculas derivadas dela, conhecidas como *corpos cetônicos*, são ácidas e tóxicas. Esses corpos cetônicos, quando se acumulam em grande quantidade, podem diminuir o pH do sangue de maneira muito perigosa, uma condição conhecida como cetoacidose, que é uma emergência médica. De fato, há relatos de casos de pessoas perfeitamente saudáveis que tiveram cetoacidose por aderir firmemente a dietas isentas de carboidratos. É uma complicação médica grave, normalmente só vista em pessoas com doenças metabólicas sérias, como a diabetes ou a anorexia, e um efeito muito indesejável de uma dieta extremamente restritiva.

Ainda outro efeito de dietas muito pobres em carboidratos é que o fígado passa a sintetizar glicose, repondo sua falta no sangue. Esse é um efeito importante, porque os nossos neurônios, no cérebro, usam somente glicose como fonte de energia, e precisam de energia para poder trabalhar constantemente, pois são responsáveis pelos pensamentos! A glicose é um carboidrato e, como vimos na Fig. 2.1, não pode ser sintetizada a partir de lipídeos, sendo, portanto, sintetizada a partir de proteínas, vindas tanto dos músculos quanto da alimentação.

Uma diferença fundamental entre proteínas e outros componentes nutritivos que comemos é a presença de átomos de nitrogênio, que não estão presentes na estrutura da glicose. Por isso, durante a síntese de glicose a partir de proteínas, o nitrogênio é retirado e forma moléculas de ureia. A ureia é tóxica e precisa ser eliminada, sendo retirada do nosso sangue pelos rins e dando a cor amarelada para a nossa urina. Repare: depois de uma refeição rica em fontes de proteínas, como um farto churrasco, sua urina fica mais amarela, o que é perfeitamente normal, e não um motivo de preocupação. Há estudos que comprovam que pessoas com pequenas lesões nos rins podem ter pioras graves dessas lesões quando ingerem grandes quantidades de proteínas, como ocorre nas dietas pobres de carboidratos.

Resumindo, dietas sem carboidratos levam a emagrecimento, mas com vários outros efeitos menos desejados, incluindo perda de massa muscular, formação de produtos ácidos e formação de altos níveis de ureia. Isso leva a uma pergunta: uma vez que a ureia é tóxica, será que devemos diminuir radicalmente nossa ingestão de proteínas, presentes principalmente nos produtos de origem animal, tornando-nos vegetarianos ou veganos (pessoas que não ingerem nenhum produto de origem animal, incluindo ovos e leite)?

Apesar de existirem motivos éticos, filosóficos e ambientais para não ingerir produtos animais, do ponto de vista metabólico não há tal justificativa. Ingerir proteínas animais é recomendável metabolicamente porque, devido à presença de átomos de nitrogênio em sua estrutura, proteínas do nosso corpo só podem ser produzidas a partir de outras proteínas (veja a Fig. 2.1). Proteínas são molécu-las-chave para a vida, pois, além de comporem nossos músculos, têm uma infinidade de outras funções, incluindo o fato de serem as próprias enzimas que promovem nosso metabolismo. Precisamos ter um aporte de proteínas adequado na nossa dieta para poder formar essas proteínas e nos manter funcionando.

Embora seja possível, obter o conteúdo proteico nutricional neces-sário pode ser difícil em dietas veganas. Infelizmente, as proteínas vegetais estão presentes em baixas concentrações e são de difícil absorção e pobres do ponto de vista nutricional, podendo não conter todos os aminoácidos necessários. Pessoas que adotam esses tipos de dieta devem ter cuidado e conhecimento nutricional para evitar faltas de níveis adequados de proteínas e outros nutrientes.

Ainda em relação às proteínas, se é verdade que é importante ter níveis mínimos delas, também não se deve exagerar. A maioria dos brasileiros de classe média ingere mais do que a quantidade mínima diária de proteínas necessária. Nossos corpos não armazenam proteínas em excesso, e o que é ingerido a mais do que a necessida-de é armazenado na forma de (sim, você adivinhou!) gorduras. Isso vale também para aqueles suplementos de proteínas e aminoáci-dos vendidos para esportistas: não são os suplementos que levam ao aumento de massa muscular (a não ser que sua alimentação seja muito pobre em proteínas e essas estejam em falta, o que é impro-vável em uma dieta balanceada), e sim o exercício.

Depois de apontar os problemas com várias dietas populares, certa-mente fica a pergunta sobre qual a dieta ideal que se deve seguir para ter uma vida longa e saudável. Há, para isso, vários pontos pessoais a serem levados em consideração, como a presença de alguma doença, sua composição corporal atual e se é necessário ganhar, perder ou manter o peso atual, entre outros. De modo geral, as recomendações feitas pela American Heart Association, publicadas em Lichtenstein et al. (2006), são muito ponderadas e baseadas em dados científicos sólidos.

Além disso, há uma dieta que tem os melhores resultados gerais em vários estudos na literatura médica, a chamada *dieta mediterrânea*, que nada mais é do que incluir carboidratos, proteínas e gorduras (principalmente óleos vegetais, ricos em lipídeos insaturados) em moderação, obtidos de uma variedade grande de alimentos frescos, principalmente verduras, grãos e frutas (evitam-se, assim, produtos industrializados, ricos em gordura saturada, sal e açúcar refinado). Não se trata, portanto, de uma dieta comercial ou com receita específica nem proibitiva de nenhum grande grupo de alimentos. A vantagem maior é que, além de ter excelentes resultados em termos de saúde humana, baseia-se na dieta típica dos povos da região do Mediterrâneo, que é muito variada e absolutamente deliciosa!

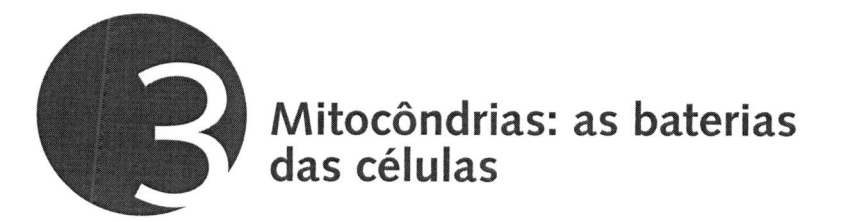

Mitocôndrias: as baterias das células

Em 1933, um grupo de cientistas liderado por Maurice Tainter, da Stanford University, na Califórnia, publicou os resultados do tratamento de animais laboratoriais e também de nove pacientes humanos obesos com uma nova droga contra a obesidade, o dinitrofenol. Para desenvolver a ideia de que o dinitrofenol poderia ajudar pessoas obesas a emagrecer, o grupo se inspirou no fato de que trabalhadores industriais expostos a esse composto, que é usado na síntese de explosivos, tintas e vernizes, entre outros, perdiam peso (Colman, 2007). Ainda de acordo com esse autor, os cientistas mostraram que os pacientes que tomaram dinitrofenol perderam, sem mudar a alimentação, cerca de 1 kg por semana. Mas não fique logo entusiasmado com essa informação, pois, como discutiremos a seguir, essa aparente droga milagrosa não é nada boa!

Em uma época em que os ensaios clínicos e a distribuição de medicamentos para o público geral ainda não sofriam controle restrito por órgãos governamentais, os resultados do trabalho de Tainter ficaram rapidamente conhecidos e se difundiram. Estima-se que apenas um ano depois já havia cem mil norte-americanos usando o dinitrofenol para a perda de peso, o que aconteceu principalmente pela facilidade de seu uso e por seu baixo custo e aparente eficiência. No entanto, estudos com animais laboratoriais feitos pelo próprio grupo de Tainter comprovaram que a diferença entre uma dose efetiva, que causava perda de peso, e uma dose letal dessa droga era muito pequena. Hoje, sabemos que um medicamento não pode ser utilizado com segurança a não ser que a sua dose eficaz como remédio seja muito afastada de doses tóxicas, e temos agências de regulamentação para garantir essa faixa de segurança dos nossos medicamentos, como a Food and Drug Administration (FDA), nos Estados Unidos, e a Agência Nacional de Vigilância Sanitária (Anvisa), no Brasil.

Com o uso tão difundido do dinitrofenol, ficou logo aparente que a toxicidade desse composto era um problema grave, o que levou à publicação de vários artigos criticando seu uso em 1935. Inúmeros pacientes desenvolveram irritação na pele e falta de sensação nas pernas e braços, que indica lesões nos nervos. Um número muito grande de pessoas que usavam o dinitrofenol (estima-se que em torno de 2.500) também desenvolveu cataratas e perda de visão, apesar de serem jovens, enquanto outros perderam a sensação de paladar. Vários pacientes sofreram aumentos de temperatura corporal (hipertermia). Alguns, principalmente aqueles que elevaram as doses recomendadas por conta própria buscando efeitos maiores e mais rápidos, morreram devido a essa hipertermia.

Foi preciso mudar a lei que regulamenta a ação da Food and Drug Administration para que essa agência pudesse não só proibir o uso da droga para tratamento de obesidade, mas também garantir que ela não fosse preparada e vendida ilegalmente nos diferentes Estados americanos. Somente após essa mudança legal foi possível controlar a epidemia de efeitos colaterais induzidos pelo uso humano do dinitrofenol. Hoje, a sua venda para uso humano é proibida mundialmente, como bem deve ser, considerando o quanto é perigosa. Infelizmente, a ilegalidade não garante que não é mais usado, e regularmente são reportados casos de emergências médicas associadas a pessoas que utilizam dinitrofenol tentando perder peso. Também ocorrem esporadicamente achados de venda de suplementos alimentares (produtos que não são supervisionados com o mesmo rigor que medicamentos) que se dizem adjuvantes à perda de peso ilegalmente conterem dinitrofenol ou outras moléculas semelhantemente proibidas em suas fórmulas.

Por que um composto tão perigoso e tóxico continua sendo usado, mesmo quando as pessoas são avisadas de seus graves riscos? O dinitrofenol continua sendo usado porque é inegável que é eficaz como promotor de perda de peso. Infelizmente, há pessoas que preferem ter o efeito imediato de perda de peso à custa de possíveis e graves consequências a emagrecer da maneira mais segura e trabalhosa, que é diminuindo a ingestão calórica e aumentando o gasto de energia com exercícios físicos.

O dinitrofenol promove perda de peso por levar uma parte maior da energia que comemos a ser desperdiçada como calor, e é por isso que promove também o aumento da temperatura do corpo. Basicamente, o que essa droga faz é promover o que é popularmente conhecido como "metabolismo acelerado", ou a habilidade de comer mais sem ganhar peso, perdendo mais energia dos alimentos na forma de calor. Para entender como o dinitrofenol faz isso e também como algumas pessoas naturalmente têm "metabolismo acelerado", é preciso entender como nós sintetizamos energia química na forma de ATP nas nossas mitocôndrias.

Dentro de cada uma de nossas células temos entre algumas dezenas e alguns milhares de mitocôndrias (veja as Figs. 3.1 e 3.2), que são pequenas vesículas, ou áreas das células separadas do resto por membranas (membranas são estruturas que limitam partes da célula, como a "pelinha" que reveste a gema do ovo). Mitocôndrias são interessantes por vários motivos: são derivadas de bactérias pré-históricas que invadiram os ancestrais das nossas células (veremos mais dessa história adiante), tendo, portanto, DNA próprio, o único nas nossas células fora do núcleo; são herdadas

das nossas mães, podendo-se usar seu DNA para estudar linhagens maternas; apesar de serem um pedaço menor da célula, podendo ocupar até 20% do volume celular, controlam processos de extrema importância, incluindo regular a morte celular.

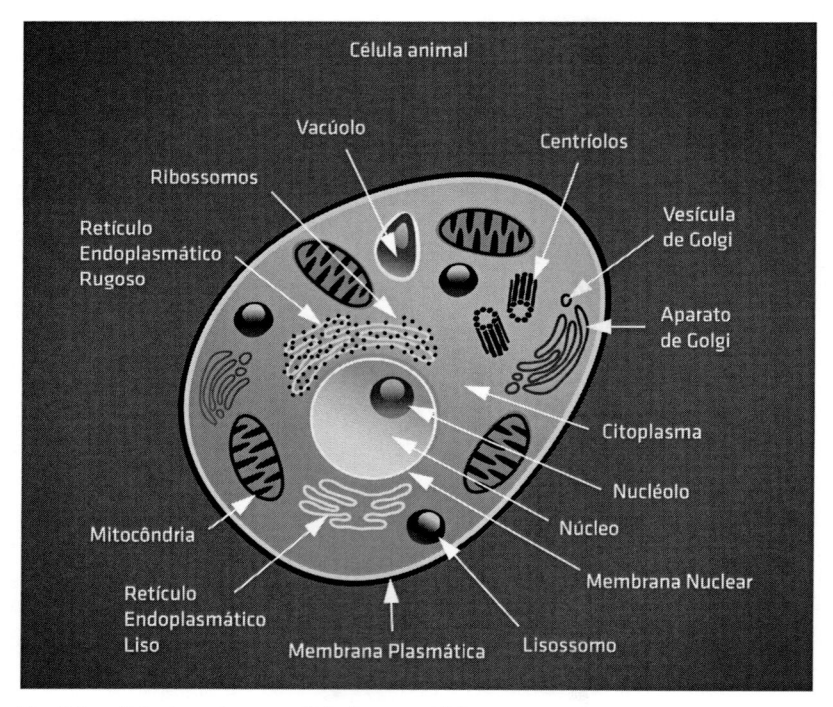

Fig. 3.1   *Estrutura de uma célula humana típica*

Mas, acima de tudo, a função mais importante das mitocôndrias é ser o centro do metabolismo energético. É nelas que se produz quase todo o CO_2 e água metabólica. Vias centrais que participam da degradação de moléculas, como a produção de acetilcoenzima A a partir de lipídeos e o ciclo de Krebs, que vimos anteriormente, encontram-se dentro das nossas mitocôndrias. Além disso, é nas mitocôndrias que produzimos quase toda a energia química usada pelas nossas células na forma de moléculas de ATP. Essa produção, que se assemelha muito ao funcionamento de pilhas e baterias, acontece com alta eficiência e de maneira dependente dos elétrons retirados dos nossos alimentos.

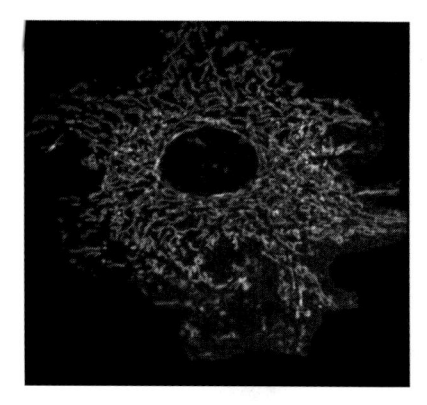

Fig. 3.2   *Mitocôndrias cobrem grande parte da área de uma célula, exceto a parte central, redonda, ocupada pelo núcleo*

Durante o processo de quebra de moléculas maiores (carboidratos, proteínas e lipídeos) a CO_2, a molécula pequena que eliminamos na respiração, não são apenas retirados átomos de carbonos das moléculas maiores, mas também elétrons, que são as partes dos átomos que têm carga negativa. Esses elétrons são destinados a componentes das membranas das mitocôndrias conhecidos como cadeia respiratória mitocondrial (veja a Fig. 3.3). A cadeia respiratória tem esse nome porque consome oxigênio do ar (O_2) e, portanto, é a parte da célula que "respira". O oxigênio que a cadeia respiratória mitocondrial usa vem do ar que inspiramos pelos nossos pulmões e é espalhado pelo sangue para as nossas células. Na mitocôndria, o oxigênio recebe elétrons vindos originalmente dos nossos nutrientes. A adição de quatro elétrons a uma molécula de O_2 gera duas moléculas de água, cada uma contendo um átomo de O_2 e dois elétrons derivados dos nossos nutrientes. É assim que produzimos cerca de 0,3 litro de água todos os dias.

Esse tipo de reação em que elétrons passam de uma molécula para outra é chamado de reação de oxidorredução. O mesmo tipo de reação acontece para fornecer energia nas baterias e pilhas. A diferença é que, enquanto as baterias e pilhas normalmente usam metais como iniciadores e/ou finalizadores para doar e receber elétrons, a mitocôndria é uma bateria limpa, que utiliza oxigênio e produz água como produto final das reações de oxidorredução. Assim como as baterias, as reações de transferências de elétrons na mitocôndria estão associadas à geração de polos com diferentes cargas: a mitocôndria passa a ter uma carga mais negativa no seu interior e uma carga positiva do lado de fora da sua membrana (veja a Fig. 3.3). A voltagem gerada (cerca de 0,2 V) é usada como fonte de energia para formar o ATP, uma molécula rica em energia usada em praticamente todos os processos celulares.

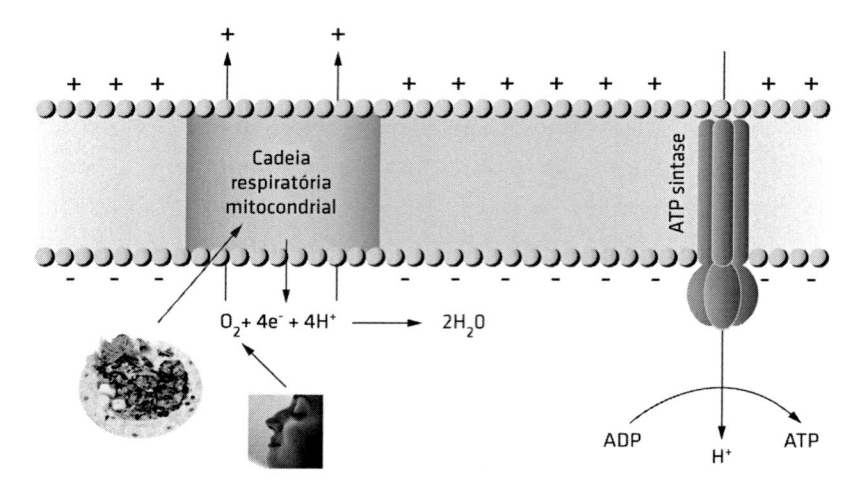

Fig. 3.3 *Mitocôndrias, as baterias das células. Como nas pilhas e baterias, a mitocôndria obtém energia a partir de reações de oxidorredução (reações em que há transferências de elétrons entre moléculas) e possui um polo negativo e um polo positivo. Nas membranas das mitocôndrias, a cadeia respiratória recebe elétrons dos nossos alimentos e reduz o oxigênio que respiramos a duas moléculas de água. Esse processo gera uma voltagem na membrana; o lado de fora é mais positivo que o lado de dentro, que fica com carga negativa. Essa voltagem é usada pela enzima ATP sintase para gerar ATP, uma molécula que age como uma espécie de moeda energética para "financiar" todos os processos celulares que precisam de energia*

A formação do ATP na mitocôndria é promovida por uma enzima chamada ATP sintase (um nome apto, pois sintetiza ATP), que não só consegue usar energia na forma de voltagem para sintetizar ATP, mas o faz de uma maneira muito interessante. À medida que sintetiza moléculas de ATP, uma porção dessa enzima roda no espaço continuamente, como se fosse um pequeno motor. Em 1999, um grupo de cientistas japoneses liderado por Masamitsu Futai conseguiu filmar essa rotação no espaço usando microscópios muito potentes, um feito incrível cujos vídeos podem ser apreciados em Sambongi et al. (1999). O professor John Walker, um cientista que, junto com Paul Boyer, recebeu o prêmio Nobel por descrever como funciona a ATP sintase, disponibilizou um belo desenho animado da estrutura e movimento dessa proteína como a conhecemos hoje em <http://www.youtube.com/watch?v=J8lhPt6V-yM>.

De acordo com McCarty e Hinkle (1978), o processo de síntese de ATP na mitocôndria, associado à formação de água, é chamado de *fosforilação oxidativa* e foi a última via metabólica central e de alto fluxo a ser entendida do ponto de vista de seu funcionamento. Ainda segundo esses autores, enquanto outras vias metabólicas centrais haviam sido destrinchadas entre o final do século XIX e 1950, foi só na década de 1960 que se compreendeu o processo da fosforilação oxidativa. Essa dificuldade se deveu ao fato de os processos de transformação de energia incluírem a formação de um gradiente elétrico, algo nunca antes descrito em vias metabólicas; todas as vias descritas até então incluíam apenas transformações químicas (McCarty; Hinkle, 1978).

O pesquisador inglês Peter Mitchell foi quem desenvolveu a ideia revolucionária de que a síntese de ATP envolvia uma transformação da energia química dos alimentos em energia elétrica, a qual se transformava de volta em energia química na forma de ATP. Por ser um cientista brilhante, mas também de personalidade bastante singular, não conseguiu trabalhar bem dentro do ambiente universitário (talvez por ter ideias sempre muito à frente do seu tempo) e acabou passando grande parte da vida fazendo pesquisa em um laboratório construído na sua propriedade rural, que herdou de sua família.

Em 1961, Mitchell escreveu um trabalho apresentando a proposta que envolvia o componente elétrico no processo de fosforilação oxidativa (Mitchell, 1961). Feita sem ter sido apresentado nenhum experimento para comprová-la, a proposta baseava-se em uma construção muito sólida de argumentos apoiados por dados de trabalhos anteriores de outros pesquisadores. Na realidade, a proposta era muito elegante, pois explicava todos os resultados experimentais anteriores difíceis de compreender. Pela falta de experimentos e também por ser tão diferente do que já era conhecido, o trabalho foi muito mal recebido pela comunidade acadêmica, que simplesmente não conseguia aceitar essa hipótese, apesar da solidez dos argumentos apresentados. Foi só depois de realizar experimentos em que demonstrava que gerar uma voltagem artificial em mitocôndrias era suficiente para que fizessem ATP (mesmo sem ter nutrientes ou oxigênio) que Mitchell conseguiu que suas ideias começassem a ser aceitas. O imenso ganho de conhecimento do seu achado é reconhecido pelo fato de ele ter ganhado sozinho o prêmio Nobel de Química em 1978.

Mas onde entra a história do dinitrofenol, usado (e depois proibido) como droga para emagrecimento muito antes de Mitchell nos ajudar a entender como funcionam nossas mitocôndrias? O dinitrofenol é uma molécula capaz de carregar cargas positivas (prótons) do lado de fora da mitocôndria para o lado de dentro. Isso promove a redução da voltagem, que é a fonte de energia para fazer ATP. Desse modo, a ATP sintase não funciona bem e é gerado muito menos ATP para a mesma quantidade de nutrientes degradados. Ou seja, a mitocôndria fica muito menos eficiente e a energia perdida é liberada como calor. É por causa dessa perda de energia que as pessoas emagreciam – não tinham mais excesso de nutrientes da alimentação para ser estocado na forma de gorduras e passavam a quebrar as gorduras armazenadas como fonte de energia. Essencialmente, o processo promovido pelo dinitrofenol constitui uma espécie de curto-circuito na bateria que é a mitocôndria, deixando a produção de ATP menos eficiente e levando uma maior parte da energia dos alimentos a ser perdida como calor.

Essa falta de eficiência das mitocôndrias em curto-circuito é basicamente o que é popularmente conhecido como ter "metabolismo acelerado". Esse termo não é dos mais adequados, porque o metabolismo tanto degrada quanto sintetiza moléculas (e, portanto, engordar rapidamente também envolve aceleração de vias metabólicas), mas popularmente é usado para explicar o efeito encontrado em pessoas capazes de comer muito e não engordar. Mas será que existe mesmo o "metabolismo acelerado" ou as pessoas que aparentemente não engordam, independentemente do quanto comam, fazem alguma coisa diferente, que resulta na resistência ao acúmulo de gorduras?

Existem muitos estudos independentes na literatura que comprovam de maneira clara que a tendência para engordar quando se está em uma dieta rica em calorias é individual e muito variável de uma pessoa para outra. Ou seja, existem, sim, pessoas muito resistentes a engordar, mesmo comendo muito, enquanto outras pessoas ganham peso com muito mais facilidade. Mais do que isso: essa tendência a ter "metabolismo acelerado" ou não é determinada geneticamente, pois estudos com gêmeos idênticos indicam que as suas características em relação a ganhar peso são muito parecidas (Bouchard et al., 1990).

Por que algumas pessoas podem comer muito sem engordar? Hoje se atribui isso a dois motivos principais. O primeiro não é propriamente um efeito metabólico, mas de gasto energético: o aumento da atividade muscular. Isso inclui pessoas que praticam exercício físico e, portanto, gastam muito ATP, que é reposto pela quebra dos alimentos ingeridos, e também pessoas que não praticam exercícios clássicos, mas que naturalmente se movimentam mais. É surpreendente, mas a soma de pequenas movimentações (como balançar as pernas, remexer-se, ficar em pé por mais tempo, pegar as escadas em vez do elevador, limpar a casa, brincar com crianças e outras atividades do dia a dia) resulta em um gasto energético significativo no final do dia. Há pessoas que naturalmente tendem a ter mais dessas atividades – são aquelas mais agitadas por natureza.

O pesquisador norte-americano James Levine mediu essas atividades que não constituem exercícios no seu laboratório da Mayo Clinic, em Nova Iorque, usando um tipo especial de segunda pele com sensores que registram os movimentos das pessoas durante as atividades diárias (Levine et al., 2005; ver também Vlahos, 2011). Ele viu que há uma correlação muito grande entre a quantidade dessas pequenas atividades físicas e a menor tendência de uma pessoa engordar. Mais surpreendente ainda: pessoas naturalmente magras, quando colocadas em dietas muito ricas em calorias, espontaneamente aumentavam seus movimentos corriqueiros, literalmente queimando as calorias sobressalentes!

Mas o aumento dos níveis de movimento não é propriamente um mecanismo metabólico de perda de peso, e sim uma característica comportamental. O segundo motivo para a existência de pessoas que comem muito e não engordam é realmente metabólico e novamente está relacionado com a quantidade de energia aproveitada nas nossas mitocôndrias *versus* a quantidade perdida na forma de calor. Enquanto o dinitrofenol era uma maneira de promover o popular "metabolismo acelerado" por meio da ingestão de uma molécula que não sintetizamos, todos nós temos uma proteína capaz de promover um curto-circuito mitocondrial. Ela é chamada de *proteína desacopladora*, por ser capaz de desacoplar ou desvincular a degradação dos nossos alimentos da síntese de moléculas de ATP. A diferença importante entre a proteína desacopladora e o dinitrofenol é que o efeito da primeira é muito mais limitado e controlado, evitando, assim, que promova um aumento perigoso da temperatura corporal.

A proteína desacopladora tem um histórico científico interessante. Sabia-se que ela existia já no início da década de 1970, mas se acreditava que ela teria aparecido recentemente durante o processo de evolução, quando já existiam os mamíferos, sendo importante para alguns de seus processos específicos, como o aquecimento do corpo em climas frios durante o processo de despertar de animais que hibernam. Isso tudo mudou em 1995, quando um grupo de pesquisadores brasileiros liderado pelo professor Anibal Vercesi, da Universidade Estadual de Campinas (Unicamp), demonstrou que havia uma proteína desacopladora em mitocôndrias de batatas (Vercesi et al., 1995). Ora, se uma proteína idêntica existe em batatas e mamíferos que hibernam, ela deve ter aparecido em um momento da evolução anterior à separação entre animais e plantas e não poderia ser uma adaptação recente dos animais ao frio. Esse achado foi uma surpresa completa para a comunidade científica.

Realmente, quando se procurou com mais cuidado, descobriu-se que há proteína desacopladora em quase todos os organismos que possuem mitocôndrias e em quase todos os tipos de células dos animais. A proteína passou então a ser estudada para verificar se tinha outras funções além de gerar calor para acordar da hibernação. Foi descoberto que a proteína desacopladora é reguladora do nosso metabolismo e que está mais ativa e presente em maior quantidade em pessoas naturalmente magras. Ou seja, pessoas que naturalmente têm "metabolismo acelerado" estão com suas mitocôndrias em ligeiro curto-circuito, aproveitando, portanto, menos da energia que comem e liberando uma porção mais significativa dessa energia como calor.

O trabalho com proteínas desacopladoras é um ótimo exemplo de como a ciência caminha, muitas vezes, por caminhos completamente inesperados. Quem diria que um estudo sobre o funcionamento de mitocôndrias de batatas seria crucial para entendermos como nós, seres humanos, regulamos o nosso peso? É justamente por isso que precisamos continuar investindo em projetos de ciência básica. Quando se busca conhecimento novo (que é, por definição, no que consiste a Ciência), não podemos prever como vão progredir os resultados nem que tipo de abordagem trará com certeza as respostas que buscamos. Precisamos entender as bases de como nosso mundo funciona globalmente para que possamos cada vez mais ganhar conhecimento sobre como podemos modificá-lo.

Desse modo, é preciso praticar Ciência pelo simples motivo de que precisamos conhecer mais sobre o ambiente em que vivemos, e não só Ciência voltada para aplicações imediatas. É preocupante a tendência cada vez mais acentuada de dar pouco apoio às investigações científicas básicas *versus* a ciência aplicada. Pesquisas em áreas básicas, que têm custo muito menor que pesquisas aplicadas, precisam ser apoiadas continuamente para que se criem as bases do conhecimento que levam a pesquisas aplicadas e, por fim, a desenvolvimentos práticos para a sociedade. É por causa de um trabalho aparentemente não relacionado à obesidade, com mitocôndrias de batatas, que se descobriu a importância das proteínas desacopladoras. Hoje há muitas indústrias farmacêuticas e grupos procurando maneiras de controlar a atividade dessas proteínas. O interesse é justificado, pois a habilidade de manipular a atividade dessas proteínas nos daria a capacidade tão sonhada de poder comer mais e engordar menos.

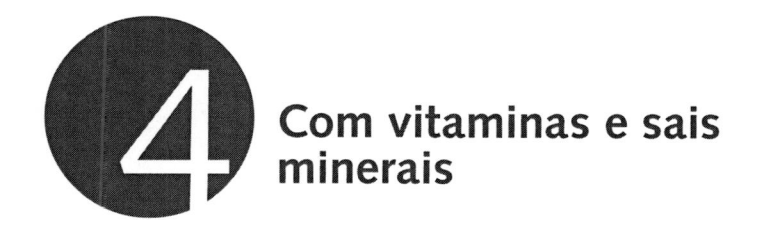

Com vitaminas e sais minerais

A indústria de suplementos nutricionais e vitamínicos movimenta perto de US$ 70 bilhões anualmente no mundo. De fato, é quase impossível encontrar alguém que não tenha, em algum momento da vida, tomado um suplemento vitamínico. Mas o que são vitaminas? O que são os ditos sais minerais? Onde no metabolismo esses compostos atuam? Será que ajudam a engordar ou a emagrecer?

Vamos destrinchar melhor o papel desses compostos aqui, começando pelos tais sais minerais. Esse é um nome que engloba uma série de substâncias inorgânicas, ou seja, que não contêm átomos de carbono na sua composição, presentes no solo e na água. Esses compostos são absorvidos pelas plantas e, por consequência, por nós, predominantemente ao comer essas plantas. Os sais minerais são compostos vitais para nossos corpos e vários deles são centrais para que nosso metabolismo funcione adequadamente, apesar de existirem em baixas quantidades dentro de nós.

Um mineral essencial para o metabolismo é o ferro, um dos elementos químicos mais abundantes na superfície terrestre, mas que compõe menos de 0,01% do corpo humano. A maioria de nós tem consciência da importância do ferro, abundante em carnes, sementes, nozes e folhas verdes escuras, para nos tornar fortes e evitar a anemia. Mas como, exatamente, esse elemento do grupo dos metais de transição atua nos nossos corpos? O ferro tem várias funções, sendo a maioria delas relacionada à ligação do oxigênio e ao transporte de elétrons, processos necessários para o funcionamento das nossas mitocôndrias (Hentze et al., 2010; FAO, 2002), como vimos no capítulo anterior. Uma das funções essenciais do ferro é participar da estrutura da hemoglobina, a molécula que faz o nosso sangue ser vermelho (justamente porque contém esse ferro) e que transporta oxigênio dos nossos pulmões para nossas células.

Outra função absolutamente imprescindível do ferro é ser componente da cadeia respiratória mitocondrial, em que participa do transporte dos elétrons que vêm dos alimentos para o oxigênio, gerando água (veja a Fig. 4.1, que ilustra um componente da cadeia respiratória que contém ferro). É por causa da presença de ferro e de cobre, que veremos a seguir, que nossas mitocôndrias têm uma cor acastanhada, semelhante à ferrugem. Apesar de haver muito pouco ferro nos nossos corpos, sua presença é essencial! Na sua ausência, morreríamos. Quando há deficiência de ferro, as pessoas se sentem cansadas, algo que pode ocorrer, por exemplo, quando há muito gasto desse mineral, como no crescimento de crianças, em grávidas e na lactação, ou quando ele é perdido por menstruação demasiadamente pesada ou outros tipos de sangramento. Esse cansaço se deve justamente à falta de funcionamento adequado da cadeia respiratória nas nossas mitocôndrias, sendo, portanto, ineficiente a produção de ATP.

Outro mineral crítico para a cadeia respiratória funcionar adequadamente é o cobre (veja, na Fig. 4.1, a presença desse metal na mesma proteína em que vimos o ferro). Apesar de um ser humano possuir, em média, apenas 100 mg de cobre no seu corpo, esses átomos são essenciais para que o oxigênio seja reduzido a água na mitocôndria. Junto ao ferro, esse mineral ajuda a "segurar" o oxigênio na mitocôndria e a transferir elétrons para ele, produzindo água. Além de compor a cadeia respiratória, o cobre é importante para remover radicais livres produzidos durante o metabolismo, como discutiremos no capítulo a seguir.

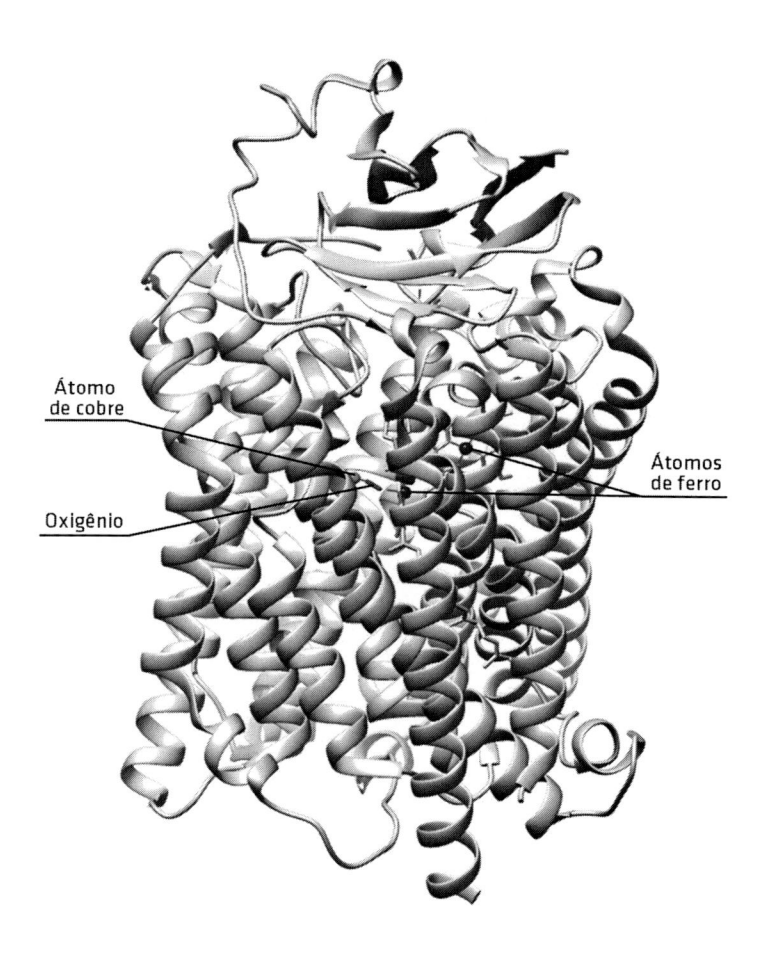

Fig. 4.1   Estrutura da proteína citocromo c oxidase, que faz parte da cadeia respiratória e contém ferro e cobre. As formas de fitas compõem a proteína citocromo c oxidase. Perto do centro, um átomo de cobre e átomos de ferro encontram-se próximos do oxigênio, que está em processo de ser reduzido a água na posição indicada. Figura preparada com dados do Protein Data Bank, código 3S8F. Agradecimento ao Professor Dr. Roberto Salinas, do Departamento de Bioquímica da Universidade de São Paulo (USP)
Fonte dos dados estruturais: Tiefenbrunn et al. (2011).

Outros minerais muito importantes na fosforilação oxidativa mito-condrial são o magnésio, que participa da formação e do uso de ATP, e o cálcio, que pode regular o metabolismo energético. A entra-da de cálcio nas mitocôndrias ativa o consumo de oxigênio (com geração de água) e a produção de ATP. Porém, não adianta comer mais cálcio, que está presente, por exemplo, em derivados do leite, pois isso não irá promover aceleração do metabolismo. Primei-ro, porque a grande maioria do nosso cálcio (99%) está estocado nos nossos ossos e não dentro das nossas mitocôndrias. Segundo, porque há um sistema muito complicado e cuidadoso cuidando das concentrações de cálcio dentro e fora das células e dentro e fora dos diferentes compartimentos das células, como nas mitocôndrias.

Esse controle dos níveis de cálcio permite manter esse íon 10.000 vezes mais concentrado fora das células do que dentro! São sistemas muito importantes, pois, se por um lado aumentos de cálcio mode-rados e temporários regulam o metabolismo, por outro aumentos grandes na concentração de cálcio dentro da célula podem provo-car a morte celular. Aliás, manter os níveis de cálcio dentro das células é um dos processos mais custosos do ponto de vista energé-tico que temos: gastamos muito do nosso ATP com esse processo de regulação, que é essencial tanto em termos de regulação da função quanto para manter a saúde das nossas células.

Não são somente minerais que são importantes para nosso metabo-lismo: precisamos também de várias vitaminas para produzir ATP nas nossas mitocôndrias, e veremos alguns exemplos a seguir. Vita-minas são compostos orgânicos, pois contêm átomos de carbono na sua estrutura. São geralmente produzidos por outros organis-mos vivos, já que não somos capazes de produzi-los nos nossos corpos, e, como participam de processos bioquímicos importantes, precisam ser ingeridos como parte da nossa alimentação. Como cada organismo vivo é capaz de produzir um conjunto diferente de moléculas, a depender das vias metabólicas que possui, um composto que é uma vitamina para um ser humano não é necessariamente uma vitamina para outros seres vivos. Microrganismos e plantas são capazes de sintetizar a maioria das substâncias que são vitaminas para nós.

Uma vitamina essencial para o metabolismo é a niacina (Fig. 4.2A), uma vitamina do complexo B, que engloba a maioria das vitaminas solúveis em água. A partir dela, nós sintetizamos a nicotinamida adenina dinucleotídeo, apelidada de NAD, que é uma molécula que recebe elétrons dos alimentos e os leva para a cadeia respiratória na mitocôndria, onde esses elétrons são usados para reduzir o oxigênio a água (veja novamente a Fig. 3.3). A niacina é, portanto, fundamental para obtermos energia a partir de carboidratos, proteínas e lipídeos.

A falta de ingestão dessa vitamina (adultos devem consumir cerca de 15 mg por dia) causa lentidão de todos os processos metabólicos, tanto os que quebram moléculas para obter energia quanto os que formam as moléculas do nosso corpo. Como resultado, os processos corporais que mais exigem energia e produção de novas moléculas são afetados. Pessoas com deficiência dessa vitamina têm dificuldade de pensar adequadamente (o cérebro gasta muita energia), falhas de coordenação motora e lesões de pele e nos intestinos (a pele e os intestinos são tecidos que se renovam sempre, gastando energia). O médico húngaro-americano Joseph Goldberger determinou que esses sintomas, comuns em pessoas com dietas em que as calorias vinham de fontes pouco variadas de alimentos (como aquelas à base de milho de populações pobres do sul dos Estados Unidos no início do século passado), podiam ser revertidos pela ingestão de frutas e verduras abundantes e diferentes, essencialmente indicando que os sintomas eram reflexo de uma deficiência vitamínica.

Outra vitamina do complexo B que participa do processo de transporte de elétrons dos alimentos para a cadeia respiratória mitocondrial é a riboflavina (Fig. 4.2B), usada para sintetizar flavina, um componente de muitas das enzimas centrais do nosso metabolismo, incluindo aquelas do ciclo de Krebs e da cadeia respiratória. De cor alaranjada forte e rapidamente excretada pela urina quando ingerida em excesso (repare: tomar um suplemento vitamínico contendo riboflavina faz a sua urina ficar mais amarela), essa vitamina é também muito usada na indústria como corante para alimentos.

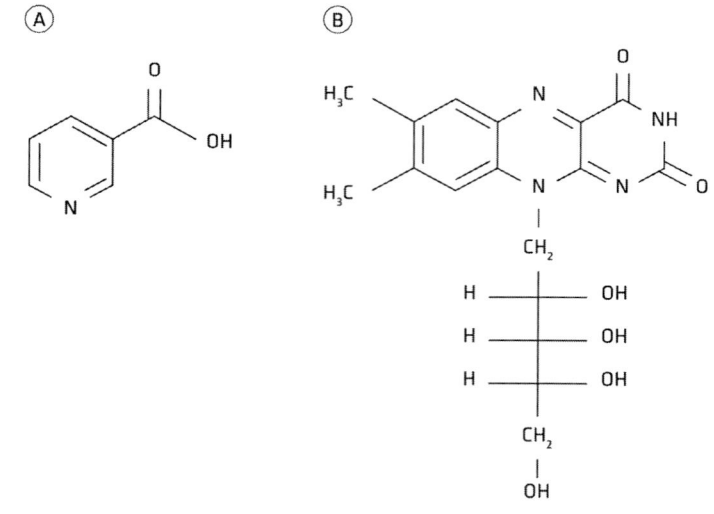

Fig. 4.2   *Estrutura da (A) niacina e da (B) riboflavina, vitaminas do complexo B essenciais para recolher elétrons dos alimentos e levá-los para a cadeia respiratória mitocondrial*

A tiamina e a biotina também são vitaminas do complexo B importantes para o metabolismo. Na falta de tiamina (um problema comum em alcoólatras crônicos), o ciclo de Krebs não funciona adequadamente e há dificuldade para obter energia a partir de carboidratos, lipídeos e proteínas. A falta de biotina afeta principalmente a produção de moléculas maiores, essencial para repor as moléculas das nossas células que se degradam com o tempo.

A deficiência de biotina é rara, mas pode ser causada pelo consumo crônico de ovos crus, que contêm uma proteína chamada avidina, que se liga à biotina e impede que ela seja usada pelo nosso corpo. Portanto, consumir ovos crus pode prejudicar o crescimento de crianças ou o desenvolvimento muscular, a despeito da crença popular de que ajuda o fortalecimento, sem contar o perigo de contrair infecções, como aquelas promovidas por salmonelas.

Se a biotina participa de processos de construção de novas moléculas, será que tomar vitaminas engorda, como algumas pessoas acreditam? A resposta é relativa: sim e não. Se uma pessoa tem deficiência de biotina, não é capaz de engordar, e tomar essa vitamina vai ajudá-la a poder sintetizar moléculas e ganhar massa, tanto em gorduras quanto em massa proteica. Por outro lado, em uma pessoa que não tem deficiência de vitaminas, o valor calórico dessas moléculas é praticamente inexistente e, portanto, não haverá ganho de peso.

Se as vitaminas e os sais minerais não engordam em excesso e são tão essenciais para nosso metabolismo, além de para outros processos nos quais participam, será que não é bom tomar um suplemento vitamínico como garantia de que teremos sempre a quantidade mínima necessária deles? A resposta, para a maioria das pessoas, é não. Um grande número de estudos científicos muito abrangentes, envolvendo muitas pessoas, acompanhadas por toda a sua vida, não mostra nenhum benefício de suplementações de vitaminas na população geral. Isso ocorre por vários motivos. Primeiro, porque pessoas que têm dietas adequadas e variadas possuem quantidades suficientes de vitaminas e sais minerais. Segundo, porque o excesso de vitaminas solúveis em água simplesmente vai sair na sua urina, deixando-a mais amarela, no caso da riboflavina. Isso significa que ingerir suplementos vitamínicos, para a maioria de nós, é equivalente a jogar dinheiro fora (diretamente no vaso...).

No caso das vitaminas que não são solúveis em água, o problema é mais grave, pois elas podem se acumular em nossos corpos e levar a doenças causadas pelo seu excesso, as hipervitaminoses. Além disso, vitaminas a mais podem, em algumas situações, inibir processos desejados (veremos exemplos no capítulo a seguir, ao falar dos efeitos de radicais livres). Desse modo, a suplementação vitamínica e de minerais é recomendada apenas em situações específicas, como em fases de crescimento rápido ou deficiências de alimentação e absorção, e sempre deve ser acompanhada por medidas dos níveis dessas vitaminas e minerais, realizadas por profissionais médicos.

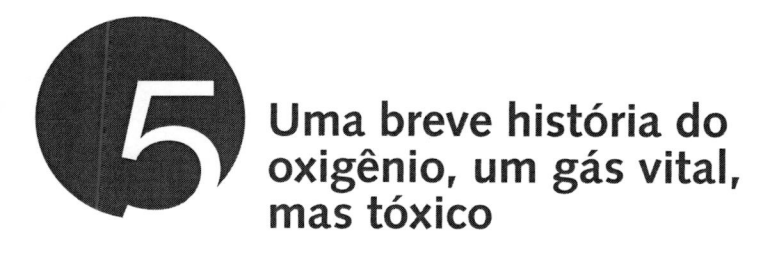

Uma breve história do oxigênio, um gás vital, mas tóxico

Como vimos anteriormente, as mitocôndrias são capazes de gerar ATP de modo muito eficiente por meio da fosforilação oxidativa, um processo dependente de oxigênio. Sabemos, instintivamente, o quanto o oxigênio é vital devido à necessidade contínua de respirar, levando esse gás, presente no ar que nos cerca, para nossas células. A quantidade de oxigênio inspirado é enorme: um ser humano normal inala cerca de 11.000 litros de ar por dia (sim, onze mil), o que corresponde a 2.310 litros de oxigênio entrando nos nossos corpos todos os dias (o oxigênio ocupa cerca de 21% do ar na atmosfera terrestre).

A vasta maioria desse oxigênio é usado pelas mitocôndrias no processo de fosforilação oxidativa, visto anteriormente, que é essencial: sem a presença do oxigênio e da fosforilação oxidativa, não somos capazes de produzir nenhuma energia a partir de lipídeos e proteínas. Carboidratos podem gerar um pouco de ATP por um processo independente de oxigênio (a fermentação lática, que acontece nos nossos músculos durante exercícios intensos), mas o saldo total é menos de 10% daquele obtido na presença de oxigênio. O resultado é que, sem oxigênio, nossas células sofrem uma grave crise energética. Possuem moléculas ricas em energia química armazenadas, mas não são capazes de usá-las para gerar ATP, a fonte de energia para a maioria dos processos que requerem trabalho nas nossas células (discutiremos o ATP com mais detalhes no Cap. 6). Sem energia não há vida e, portanto, sem oxigênio não podemos viver.

Mas, embora o oxigênio seja realmente vital para nós, que somos animais, e para várias outras formas de vida na Terra produzirmos energia, nem todos os organismos vivos usam oxigênio para produzir ATP por meio de fosforilação oxidativa. Aliás, há microrganismos para os quais o oxigênio, na sua concentração atual na atmosfera, é tóxico. Esses microrganismos que crescem em locais de baixo acesso ao oxigênio, como dentro da terra, e morrem se expostos ao ar são conhecidos como *organismos anaeróbicos*. Eles possuem algumas vias metabólicas semelhantes às nossas, como a via glicolítica, mas não necessariamente têm estruturas como a cadeia de transporte de elétrons e ATP sintase mitocondrial, que vimos ser a fonte da maioria da nossa energia química. Assim, não são capazes de sintetizar ATP pelos mecanismos altamente eficientes que se assemelham a baterias e que vimos ocorrer nas mitocôndrias. Em vez disso, sintetizam-no por vias mais simples e muito menos eficientes e, como resultado, produzem menos ATP para a mesma quantidade de nutrientes e não são capazes de obter energia de uma gama tão variada de alimentos quanto nós.

A existência de seres vivos que não usam oxigênio para sintetizar ATP indica que a forma de produção dessa molécula que depende de oxigênio surgiu mais tarde durante a evolução da vida na Terra do que o metabolismo anaeróbico, que ocorre, por exemplo, pela via glicolítica. Na realidade, a participação de oxigênio no metabolismo de organismos vivos é uma realidade relativamente recente se olharmos para a história da vida na Terra (veja a Fig. 5.1). Estima-se que a vida na Terra se iniciou há cerca de 3,5 bilhões de anos, mas a quantidade de oxigênio na atmosfera nessa época era praticamente inexistente; há 2,5 bilhões de anos, algum oxigênio começou a estar presente, compondo cerca de 1% do ar, uma quantidade insuficiente para seres humanos sobreviverem (Fenchel, 2002; Lane, 2002, 2006, 2010). Segundo esses mesmos autores, a concentração de oxigênio aumentou lentamente até chegar, há 500 milhões de anos, a cerca de 10%, mais próxima do que é hoje, de 21%. Isso significa que foi apenas no passado evolutivo muito recente que a vida na Terra conviveu com oxigênio presente no ar nas quantidades necessárias para que animais como nós pudessem viver.

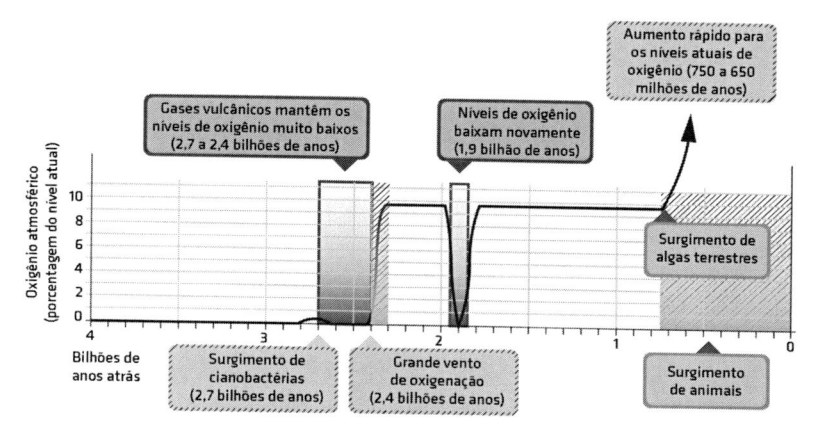

Fig. 5.1   *Níveis históricos de oxigênio na atmosfera terrestre. Até cerca de 1 bilhão de anos atrás, os níveis de oxigênio na atmosfera eram menos de 10% dos atuais. O aumento dos níveis de oxigênio, produzido pela fotossíntese, permitiu a evolução de animais complexos, como os seres humanos*
Fonte: adaptado de Lane (2010).

Por que ocorreram transformações tão grandes na quantidade de oxigênio na atmosfera? É um fato interessante: foi a presença de vida na Terra que gerou esse oxigênio. O oxigênio então gerado permitiu o metabolismo energético mais eficiente, gerando mais ATP, e a evolução de espécies cada vez maiores e mais complexas, incluindo os seres humanos. Devemos, portanto, as nossas vidas à atividade metabólica de organismos que produziram e ainda produzem oxigênio como resultado do seu metabolismo. O oxigênio gerado também mudou a atmosfera terrestre, alterando a organização de suas moléculas, que ficaram mais oxidadas, e gerando a camada de ozônio, derivado do oxigênio, que nos protege dos raios nocivos do Sol, capazes de causar mutações no DNA. Devemos à vida primitiva e microscópica terrestre o ambiente acolhedor em que nosso planeta agora se encontra!

A produção de oxigênio é feita por organismos que realizam fotossíntese. Essas espécies possuem vias metabólicas específicas capazes de usar a energia do Sol para quebrar moléculas de água e gerar oxigênio. Esse processo na Terra primitiva foi realizado por cianobactérias, um tipo de bactéria que ainda existe, e é hoje também praticado por algas e plantas, organismos que, como nós, são muito maiores e mais complexos que as bactérias. O processo de fotossíntese nesses organismos não existe porque eles são "bonzinhos" e querem gerar oxigênio para nos ajudar a viver: a fotossíntese, ao quebrar moléculas de água com a ajuda da energia solar, é um processo que gera ATP para esses organismos e lhes permite então sintetizar novas moléculas usando a energia desse ATP.

Os organismos que fazem fotossíntese são capazes de usar os elétrons retirados da água durante a produção de oxigênio e adicionam esses elétrons ao gás carbônico (CO_2) do ar para produzir novas moléculas maiores, incluindo proteínas, lipídeos e carboidratos (a forma principal que muitas plantas usam para armazenar energia; veja a Fig. 5.2). Essas moléculas maiores compõem as cianobactérias, algas e plantas e lhes permitem viver, crescer e se reproduzir.

As mesmas moléculas que permitem às plantas viver, crescer e se reproduzir são uma excelente fonte de energia para nós, animais (Fig. 5.2). Tudo que nós comemos é derivado dessas moléculas, pois o que ingerimos são bactérias, algas e principalmente plantas e/ou animais que comem bactérias, algas e plantas. Ou seja, para que nós possamos viver, é necessário que haja uma quantidade imensa (muito maior que a massa de nossos corpos) de plantas crescendo continuamente para poder compor mais de 1 kg de alimento sólido que cada ser humano ingere todos os dias.

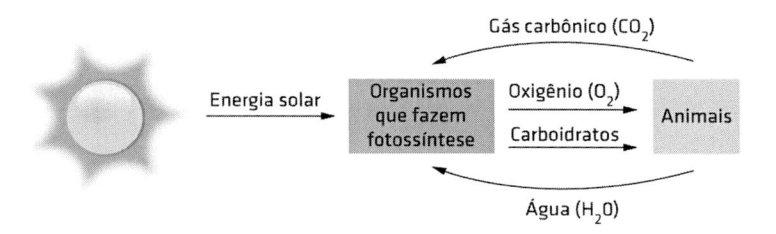

Fig. 5.2 *A fotossíntese gera o oxigênio que respiramos e os carboidratos que inge-rimos. Organismos fotossintéticos usam a energia do Sol e a água como fonte de energia para produzir seu ATP, além de moléculas que armaze-nam energia para uso futuro, como os carboidratos. Esses organismos fotossintéticos produzem oxigênio como resultado do seu metabolismo energético. Nós respiramos esse oxigênio e ingerimos os nutrientes das plantas (ou de animais que comem plantas) e os utilizamos para produzir o nosso ATP e construir as nossas moléculas. Nesse processo, liberamos CO_2 e água para o ambiente, que são então reaproveitados pelos organis-mos que fazem fotossíntese*

A fotossíntese nada mais é que um conjunto de reações metabóli-cas organizadas em vias e representadas por mapas metabólicos, exatamente como as nossas vias metabólicas, que já descrevemos: têm um número de reações e destinos moleculares específicos, diferentemente dos presentes em humanos. São vias capazes de produzir carboidratos a partir de gás carbônico retirado do ar, elétrons retirados da água e energia do Sol. Essas vias são e sempre serão mais abundantes na Terra que as vias metabólicas dos animais, pois estes dependem da fotossíntese dos organismos que a fazem para gerar seus alimentos. Um indicativo claro disso é que a enzima-chave da fotossíntese, chamada rubisco, capaz de pegar o CO_2 do ar para produzir moléculas maiores (carboidratos, lipídeos e proteínas), é a mais abundante na Terra. As espécies que fazem fotossíntese, portanto, sempre terão que predominar sobre a massa de vida animal.

Além de produzir nutrientes para comermos, a fotossíntese também garante termos sempre oxigênio suficiente para respirar. Lembre-se de que não é pouco oxigênio: inspiramos mais de 2.000 litros desse gás todos os dias. Mas, apesar de o oxigênio ser vital para nós e nos permitir produzir energia com alta eficiência, o desenvolvimento de vida na sua complexidade atual na presença de oxigênio também tem um lado potencialmente perigoso: a produção dos chamados *radicais livres*, gerados em pequenas quantidades, como uma espécie de subproduto, a partir do metabolismo oxidativo.

A maioria das pessoas já ouviu falar dos radicais livres, geralmente apresentados como vilões da natureza: cosméticos anti-idade e suplementos frequentemente se dizem eficazes contra os seus efeitos. Mas o que são essas moléculas e como são produzidas, e será que são realmente sempre ruins?

Como vimos anteriormente, do total de oxigênio que respiramos todos os dias, a grande maioria é reduzida a água na cadeia respiratória mitocondrial, em um processo que envolve cada molécula de oxigênio receber quatro elétrons vindos dos alimentos, gerando duas moléculas de água. Esse processo é muito eficiente e quase a totalidade do oxigênio usado efetivamente produz água. Porém, nenhum sistema é perfeito, e há um pequeno erro nessa produção de água: uma quantidade mínima (bem menos de 1%) do oxigênio que inspiramos, em vez de produzir água, é reduzido por um único elétron, gerando um radical livre chamado radical superóxido. Esse radical superóxido, por sua vez, é um precursor para a geração de outros radicais livres, que são bastante variados na sua estrutura e em suas características químicas. Portanto, nossas mitocôndrias continuamente geram uma pequena quantidade de radicais livres de vários tipos diferentes. Mas não se preocupe! A sua presença em baixas quantidades é perfeitamente normal e natural, e, apesar de ser uma espécie de erro de produção metabólico, é um erro que nossas células mantêm sob controle, pois tiveram milhões de anos para selecionar como lidar com isso.

Radicais livres são moléculas que, pela sua natureza química, tendem a reagir com facilidade, alterando as moléculas que compõem nossos corpos e potencialmente as fazendo perder a sua função. Por isso nós, animais, que evoluímos utilizando oxigênio no nosso metabolismo e estivemos sempre na presença desse gás na atmosfera terrestre, estamos muito bem preparados para lidar com a presença tanto do oxigênio como dos radicais livres derivados do metabolismo. Temos mecanismos muito eficientes para controlar sua produção (embora a produção nunca chegue a ser completamente zerada), remover os radicais livres indesejáveis (por meio dos famosos *antioxidantes*, por exemplo) e também reparar danos em moléculas que os radicais livres promovam.

Por causa desses mecanismos de controle, mantemos a estrutura das nossas células protegida contra lesões causadas por esse erro de produção metabólico. É só em situações de desequilíbrio, como na presença de doenças que aumentam a produção de radicais livres ou diminuem a sua remoção, que essas moléculas causam estrago importante. É o que acontece, por exemplo, no infarto cardíaco, no acidente vascular cerebral e na doença de Parkinson, que são algumas das muitas doenças que apresentam uma participação de radicais livres.

Mas não são só danos que os radicais livres causam. Porque os animais sempre conviveram com essas espécies químicas reativas, evoluíram também para utilizá-las para efeitos úteis para nossos corpos. Há vários processos nos nossos corpos que propositadamente usam radicais livres e outras espécies químicas muito oxidantes para promover efeitos desejados. Um exemplo é o nosso sistema imune, que, no processo de nos defender contra organismos invasores, gera propositadamente, e não como um erro de produção, muitos radicais livres e moléculas derivadas, incluindo a água oxigenada, tecnicamente conhecida como peróxido de hidrogênio, e o hipoclorito, a mesma substância presente nos alvejantes. É verdade: o nosso corpo se defende contra invasores usando os mesmos agentes químicos oxidantes com os quais limpamos nossas casas e roupas!

Outro exemplo de função importante e normal para radicais livres é a dilatação dos nossos vasos sanguíneos realizada pelo óxido nítrico, um radical livre. A descoberta de que o óxido nítrico era importante para dilatar nossos vasos, levando mais oxigênio aos tecidos, foi feita após a constatação, pelo professor Robert F. Furchgott, em Nova Iorque, de que havia um fator natural e lábil, que se degradava rapidamente, levando à dilatação dos nossos vasos, um processo que controla a pressão arterial. Os professores Louis Ignarro, de Los Angeles, e Salvador Moncada, de Londres, demonstraram, praticamente em paralelo, que o fator que causava essa dilatação era o óxido nítrico. Esse achado foi uma surpresa imensa, pois, além de ser um radical livre, essa substância é um gás, e uma função semelhante para um radical livre e um gás nunca havia sido descrita em Biologia.

O professor Ferid Murad acrescentou credibilidade ao achado, demonstrando como o óxido nítrico funcionava dentro da célula para levar à dilatação dos vasos e indicando que a nitroglicerina, usada já há muito tempo como medicamento para controlar a pressão sanguínea, agia liberando óxido nítrico. Em 1998, a importância do achado foi reconhecida com a concessão do prêmio Nobel de Medicina a Furchgott, Ignarro e Murad (ver The Nobel Assembly at Karolinska Institutet, 1998). A exclusão do professor Moncada do prêmio permanece sendo um dos pontos mais controversos sobre os prêmios Nobel até hoje, até porque o seu artigo foi publicado um pouco antes do artigo de Ignarro. Independentemente da controvérsia, é inegável que se trata de um achado muito interessante e importante.

Não é só a dilatação dos nossos vasos e a pressão arterial que o óxido nítrico regula. Em 2003, um grupo de pesquisadores liderado pelo professor Enzo Nisoli, de Milão, na Itália, que contou com a colaboração do professor Moncada, demonstrou que esse radical livre regula a quantidade de mitocôndrias nas nossas células, aumentando a sua capacidade respiratória e a sua habilidade de degradar nutrientes (Nisoli et al., 2003). Cada vez mais tem se encontrado que radicais livres participam em processos intracelulares importantes e necessários, incluindo regular o próprio metabolismo energético que gera esses radicais livres. Na realidade, trata-se de uma das áreas de pesquisa em Biologia que tem atraído mais interesse nos últimos anos. Para uma compreensão melhor dos efeitos de radicais livres, recomenda-se a leitura do livro *Radicais livres: bons, maus e naturais*, da professora Ohara Augusto (2006), da Universidade de São Paulo, coordenadora do Centro de Pesquisa, Inovação e Difusão brasileiro relacionado ao estudo de radicais livres.

Com o conhecimento de que radicais livres têm importantes funções dentro das células, já fica claro por que nem sempre é desejável combatê-los por meio do uso de suplementos antioxidantes, que são muito comuns no mercado e incluem vitamina C, vitamina E, N-acetilcisteína e glutationa, entre outros. Há radicais livres que são úteis e não devem ser removidos! Outro problema em relação aos antioxidantes é que eles não agem contra todos os radicais livres que existem nem em todos os tipos de célula e todos os locais das células em que os radicais livres atuam.

Remover radicais livres é complicado e nem sempre necessário ou desejável. Na realidade, estudos mostram que pessoas com dietas saudáveis, ricas em verduras e frutas, já obtêm delas a quantidade suficiente de antioxidantes necessários para manter um equilíbrio adequado entre a produção e a remoção de radicais livres. Para essas pessoas, suplementar a dieta com antioxidantes pode ser até ruim. Um exemplo de efeitos indesejados de antioxidantes apareceu em 1996, quando o grupo liderado pelo médico Gilbert S. Omenn, de Seattle, Estados Unidos, interrompeu antes do tempo um estudo dos efeitos da suplementação de antioxidantes em pacientes fumantes porque seus dados iniciais sugeriam que a suplementação poderia estar piorando as chances de desenvolver câncer pulmonar (Omenn et al., 1996).

Em 2009, um grupo alemão liderado pelo professor Michael Ristow apresentou evidências que, embora ainda preliminares, sugerem que a suplementação de antioxidantes (vitamina C e E) pode reverter os efeitos benéficos do exercício, pois esses efeitos bons dependem de sinais mediados por radicais livres (Ristow et al., 2009). Isso indica que a suplementação de antioxidantes pode ser prejudicial mesmo em pessoas com ótimos estilos de vida. É por isso que um suplemento antioxidante específico pode ser recomendável somente em casos de doenças ou outras deficiências específicas e por prescrição médica.

Se por um lado o metabolismo oxidativo tem como efeito colateral gerar radicais livres, nem sempre desejáveis, por outro é enorme a vantagem em ter metabolismo oxidativo como o que acontece nas mitocôndrias, pois é capaz de gerar muito mais energia na forma de ATP que processos que ocorrem na ausência de oxigênio. É somente por causa desse tipo de metabolismo muito mais eficiente que seres vivos grandes e complexos, como os animais, surgiram na Terra, em torno de 500 milhões de anos atrás.

Mas, para que surgissem esses tipos grandes e complexos de organismos vivos contendo entre milhares e trilhões de células, um evento muito anterior precisou acontecer, estima-se que por volta de 1,45 bilhão de anos atrás (embora haja alguma dúvida sobre eventos tão iniciais da evolução, essa é uma data de que há evidências claras): o desenvolvimento de células complexas, contendo vários compartimentos intracelulares, incluindo as mitocôndrias. Nossas células são grandes e complicadas e conhecidas como *células eucarióticas* (Fig. 5.3). Esse tipo de célula possui não só mitocôndrias, mas também vários outros compartimentos internos com funções especializadas, como compartimentos para sintetizar proteínas ou conter o DNA. Fora isso, o seu tamanho, embora muito variável, é em geral pelo menos dez a cem vezes maior que os tipos de células menos complexas, as *células procarióticas*, como as bactérias (Fig. 5.3).

As bactérias de hoje são células mais simples, sem delimitações tão especializadas no seu interior, e que se assemelham mais às células que existiram sozinhas durante os primeiros bilhões de anos de vida terrestre. Sua vida "descomplicada" tem vantagens: são capazes de se reproduzirem muito rapidamente, além de sofrerem mutações que levam a uma adaptação rápida ao ambiente (um exemplo são as adaptações que as fazem resistentes a determinados antibióticos). Por outro lado, são sempre microscópicas e não são capazes de se organizarem em organismos complexos como nós, que contemos muitas células, cada uma delas com uma função especializada.

O surgimento de células eucarióticas envolveu um evento muito interessante e que definiu as formas de vida existentes hoje: o englobamento de uma bactéria capaz de realizar fosforilação oxidativa por um ancestral das nossas células (Fig. 5.4), que até então não era capaz de usar o oxigênio para sintetizar ATP de modo eficiente (Martin; Mentel, 2010). Tudo indica que, inicialmente, essa bactéria ganhou um ambiente protegido para "morar" dentro da célula que a englobou e agiu como um parasita, removendo nutrientes da célula e usando-os para seu próprio proveito. Porém, em determinado momento a célula hospedeira desenvolveu métodos (proteínas transportadoras) para remover dessa bactéria o ATP que ela sintetizava. Isso promoveu uma vantagem imensa aos precursores das nossas células, que agora tinham uma maneira muito mais eficiente de obter energia. Nesse momento, estava estabelecida a parceria entre a célula eucariótica e suas mitocôndrias em moldes muito parecidos com os que perduram até hoje.

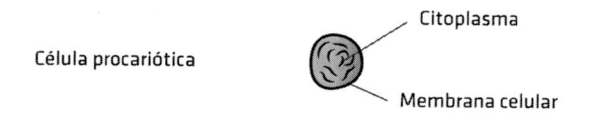

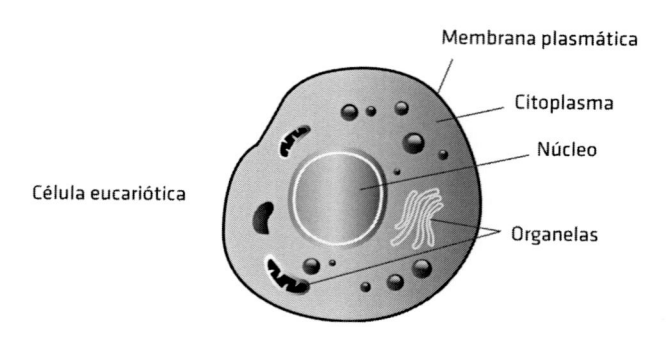

Fig. 5.3 *Células procarióticas, como as bactérias, são menores e menos complexas que células eucarióticas, como as nossas. As células eucarióticas possuem vários compartimentos internos, com funções variadas e específicas*

A ideia de que as mitocôndrias se originaram de bactérias e que nossas células carregam hoje a junção dessas duas formas de vida foi proposta em 1967 pela bióloga norte-americana Lynn Margulis e é conhecida como *teoria endossimbiótica* (Sagan, 1967). Pode não ser coincidência que essa teoria pareça ficção científica: Margulis foi casada por vários anos com o autor de ficção científica Carl Sagan. Como toda teoria científica, ela foi testada por várias frentes (tanto argumentos científicos quanto experimentos), e hoje temos muitos dados que indicam claramente que ela é correta e que nossas mitocôndrias têm origem bacteriana.

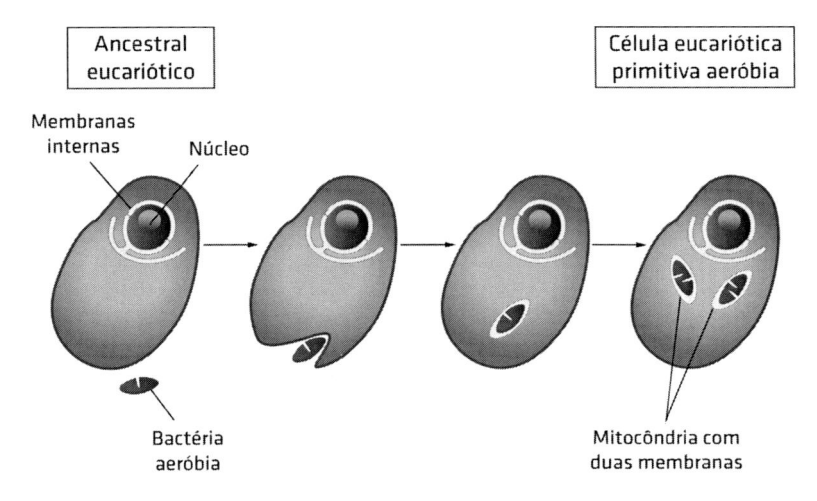

| Ancestral eucariótico | | | Célula eucariótica primitiva aeróbia |

Membranas internas — Núcleo

Bactéria aeróbia

Mitocôndria com duas membranas

Fig. 5.4 *Origem endossimbiótica das mitocôndrias. As mitocôndrias se originam de bactérias aeróbicas que foram englobadas por ancestrais de nossas células*

Dados que apoiam a teoria endossimbiótica incluem o fato de as mitocôndrias terem DNA próprio, com genes encontrados nas bactérias que fazem fosforilação oxidativa, terem membranas (a "pelinha" que as separa do resto da célula) contendo componentes que estão também presentes em membranas de bactérias e serem capazes de se dividirem de modo parecido com o das bactérias dentro das células. Também há múltiplas evidências de que a incorporação das mitocôndrias trouxe vantagens imensas aos precursores de nossas células. Graças a essas ex-bactérias, as células eucarióticas são capazes de produzir energia com muito mais eficiência e a partir de tipos muito mais diversos de moléculas. Foi isso que as permitiu sobreviver, reproduzir-se e, eventualmente, organizar-se em grupos de muitas células juntas, gerando organismos complexos como nós, humanos.

E não foram só as mitocôndrias que vieram das bactérias. As plantas contêm um segundo invasor: o cloroplasto, a parte da célula da planta que produz ATP por meio da fotossíntese, absorvendo a energia solar. Há evidências claras de que os cloroplastos se originaram de bactérias capazes de fazer fotossíntese. Obviamente, a incorporação de uma bactéria capaz de produzir ATP usando luz solar trouxe uma vantagem imensa às células precursoras das plantas, permitindo-as também se associar em grupos cada vez maiores de células, com funções especializadas, e gerando as plantas como as conhecemos hoje. Apesar de não termos cloroplastos, essa segunda associação de uma bactéria com uma célula eucariótica foi essencial para nós, pois nossa energia vinda dos alimentos se origina principalmente nessas plantas.

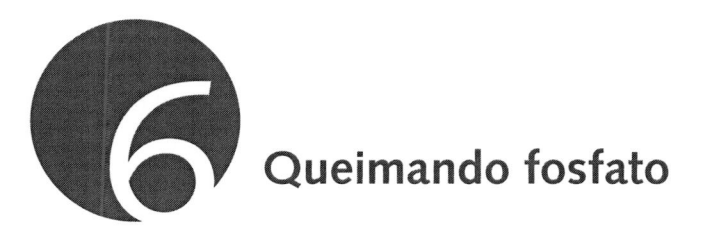

Queimando fosfato

Nos dizeres populares, pensar profundamente em algo é "queimar fosfato", enquanto se pode fazer algo pouco inteligente por "faltar fosfato". Aqueles entre nós que têm alguns anos de experiência de vida a mais podem se lembrar das recomendações antigas para crianças tomarem suplementos com fosfato, que se dizia serem bons para o cérebro. Esses dizeres populares têm uma base, mesmo que um bom tanto esquivada, no ATP, uma molécula que contém fosfato e até agora foi apresentada aqui apenas como sendo rica em energia e a fonte de energia para processos biológicos, incluindo fazer o cérebro ser capaz de pensar. Vamos agora entender melhor o que significa isso, discutindo um pouco as propriedades dessa molécula, que é absolutamente central para toda a vida.

Para ter uma ideia da importância do ATP, cada um de nós, com atividade física moderada, gasta e produz de novo ATP equivalente ao peso do próprio corpo todos os dias. É isso mesmo: uma pessoa de 70 kg produz cerca de 70 kg de ATP diariamente. Não há mágica aqui: não se percebe essa produção porque também gastamos a mesma quantidade de ATP nesse período, degradando-o à molécula de ADP e ficando, portanto, sempre com a mesma quantidade de ATP total. O mais espantoso é que um ser humano médio não tem tanto ATP assim no seu corpo: são menos de 300 g dessa molécula no total. Isso significa que, para produzir 70 kg de ATP por dia, cada molécula de ATP é degradada a ADP e depois reconstituída a ATP, principalmente nas nossas mitocôndrias, de algumas centenas a alguns milhares de vezes! Esse processo extremamente dinâmico ilustra o quão central é essa molécula no nosso metabolismo. No momento em que ela para de ser produzida, a célula morre.

Mas o que é, exatamente, o ATP? ATP é uma sigla que se refere à molécula adenosina trifosfato, composta de adenosina, que tem uma estrutura química muito parecida com as unidades que compõem nosso DNA, ligada a três grupos que contêm átomos de fósforo na sua composição, os grupos fosfato (por isso o trifosfato; veja a Fig. 6.1). A quebra da ligação entre o segundo e o terceiro fosfato é o processo que gera energia para as células usarem, formando também uma molécula com um grupo fosfato a menos, o ADP (adenosina difosfato). O ADP formado é então regenerado em ATP, principalmente pela ATP sintase, aquela enzima rotatória que vimos atuar nas nossas mitocôndrias, usando como fonte de energia a diferença de carga que se forma entre a parte de dentro e a de fora da mitocôndria, de forma semelhante às baterias.

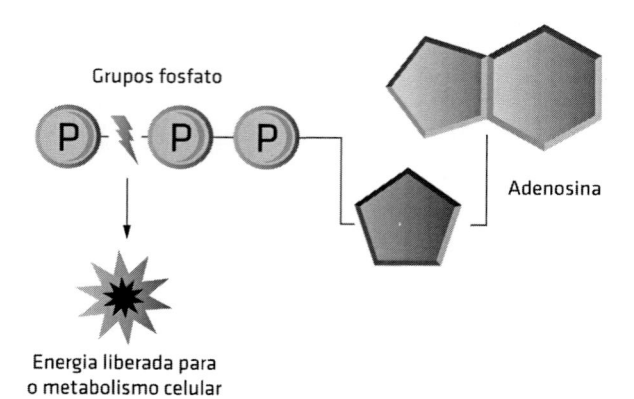

Fig. 6.1 *Estrutura do ATP, a moeda energética intracelular, que é composto de adenosina ligada a três grupos fosfato (contendo fósforo, P). A quebra da ligação entre o segundo e o terceiro fosfato libera energia que pode ser usada para diversos processos celulares e gera uma molécula de ADP (adenosina difosfato), o qual é regenerado a ATP pela ATP sintase nas mitocôndrias*

Mas por que nossas células usam ATP como fonte de energia e não aproveitam diretamente aquilo que nós comemos? Afinal, há energia química nos carboidratos, proteínas e lipídeos. Se não houvesse, eles não poderiam ser usados para produzir ATP, pois formar uma ligação química rica em energia requer energia.

O problema de usar os nutrientes diretamente como forma biológica de energia é que nos alimentamos de uma gama muito variada de moléculas contendo energia química, e temos um enorme número de processos celulares que precisam de uma fonte de energia. Imagine como seria complicado se cada processo que precisasse de energia tivesse que evoluir para usar cada tipo de alimento. Pior ainda seria se houvesse uma mudança ambiental e de padrão alimentar: um processo necessário que usasse energia poderia deixar de ocorrer, pois não haveria mais o tipo de nutriente específico que esse processo usava anteriormente. Em vez disso, a evolução desenvolveu a mesma solução que nós, como sociedade, criamos quando percebemos que o escambo era pouco prático: o ATP é uma espécie de *moeda energética* das nossas células.

O processo funciona da seguinte maneira: a energia química contida nos alimentos é transformada em energia química contida no ATP dentro das nossas células por meio do processo de fosforilação oxidativa nas mitocôndrias, como já vimos anteriormente (Fig. 6.2). O ATP então é transportado para fora das mitocôndrias e, ainda no interior da célula, pode ser aproveitado para realizar qualquer uma das atividades celulares que precisam de energia para acontecer. Quais são essas atividades? Basicamente tudo o que fazemos. Só para listar algumas: produzir moléculas grandes, como proteínas, para repor as que se degradam, transportar para dentro da célula coisas úteis, como nutrientes, e tirar elementos indesejados, realizar a contração muscular, levando à movimentação física ou ao bombeamento do coração, e até mesmo o ato de pensar, que envolve o transporte de íons e moléculas neurotransmissoras no cérebro.

É isso mesmo: pensar gasta ATP, e não é pouco (estima-se que 20% a 30% das nossas necessidades energéticas quando não estamos nos exercitando fisicamente venham do cérebro – o velho dizer sobre "queimar fosfato" tem um fundo de realidade). Se pensar gasta ATP, pensar também ativa a oxidação de nutrientes no nosso cérebro para repor o ATP gasto. Isso significa que atos como estudar, resolver problemas ou ler este livro emagrecem...

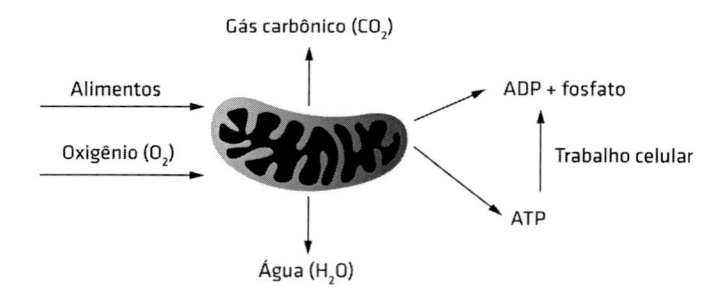

Fig. 6.2 *Ciclo de produção e degradação do ATP nas células. Essa molécula é produzida nas mitocôndrias (em cinza) a partir da energia liberada pela oxidação pelo oxigênio de alimentos (carboidratos, proteínas e lipídeos), gerando água e CO_2. Esse ATP é então transportado para fora das mitocôndrias, onde é usado por processos celulares que necessitam de energia, gerando ADP e fosfato. O ADP e o fosfato são transportados de volta às mitocôndrias, onde ATP é regenerado. Esse processo é repetido entre algumas centenas e alguns milhares de vezes ao dia para cada molécula de ATP*

Uma vez usado como fonte de energia, o ATP é degradado a ADP. Esse ADP é então transportado de volta para o interior da mitocôndria, onde novamente é produzido ATP a partir dele, religando um terceiro grupo fosfato na molécula de ADP. Assim, o ciclo do ATP se inicia novamente. Como apontamos no início, esse ciclo se repete de algumas centenas a alguns milhares de vezes ao dia para cada molécula de ATP em cada célula, totalizando dezenas de quilogramas de ATP sintetizados e degradados diariamente em um ser humano.

E não é só nos humanos que isso acontece: o ATP é uma moeda energética universal para a vida na Terra. Mesmo organismos que não utilizam o oxigênio no seu metabolismo energético usam o ATP como forma de ligar os processos que geram energia aos processos que a consomem. O ATP é tão universal que é determinante para os limites da vida. Recentemente, para a surpresa de muitos, descobriu-se que há microrganismos termófilos (com afinidade pelo calor), que crescem em locais extremamente quentes, como nas fontes hidrotérmicas (Takai et al., 2008). De acordo com esses autores, esses microrganismos são capazes de sobreviver bem, crescendo e se multiplicando, em temperaturas muito altas, que chegam a 122 °C. É realmente surpreendente que possa haver vida a essa temperatura, muito maior que a da ebulição da água. O interessante é que não se encontra vida muito acima dela. Se não é a temperatura de ebulição da água o problema para a sobrevida desses microrganismos, qual é? O problema acima de 122 °C é o ATP, que perde sua estabilidade. Sem essa molécula não há vida alguma.

Mas por que especificamente o ATP foi selecionado como moeda energética pela natureza? Há vários motivos para isso. É uma molécula pequena e, portanto, pode ser transportada com facilidade para fora das mitocôndrias e se difundir rapidamente pela célula. O seu pequeno tamanho também facilita o seu reconhecimento por uma variedade muito grande de enzimas que o usam. Além disso, ele possui ligações dos grupos fosfato que são ricas em energia suficiente para serem usadas biologicamente, mas não tão ricas que quebram com facilidade sem a ajuda de enzimas específicas. De modo geral, o ATP se mantém estável dentro da célula até que se ligue numa enzima que é capaz de catalisar a sua quebra a ADP, usando a energia liberada para um processo produtivo.

Se o ATP não se mantivesse estável, quebrando-se espontaneamente, gastaríamos uma quantidade grande de nutrientes só pra repor ATP perdido, o que seria uma grande desvantagem evolutiva. É por esses motivos e vários outros que o ATP deu certo durante o processo evolutivo e é hoje usado como moeda energética nas células. Sua presença em todos os organismos vivos na Terra é um indicativo de que seu uso biológico se entremeia com a própria origem da vida: todos os organismos vivos presentes hoje descendem de um organismo original que já utilizava ATP como moeda energética.

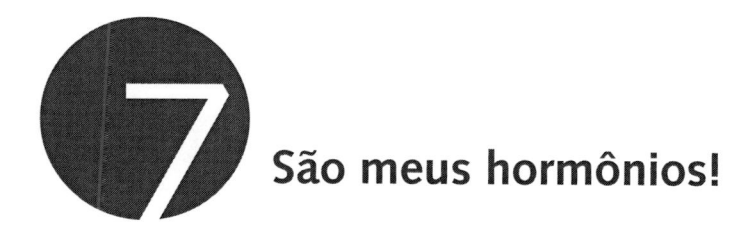 São meus hormônios!

Uma explicação que se ouve muito quando as pessoas ganham mais peso do que desejam é que se trata de um problema hormonal, e não de excessos na alimentação e/ou da falta de exercícios físicos. Será que é meramente uma desculpa ou é verdade?

A resposta não é absoluta. Como vimos anteriormente, é verdadeiro que há diferenças hormonais entre as pessoas e até na mesma pessoa em diferentes fases da vida, fazendo-as ter maior ou menor dificuldade para engordar. Por isso, qualquer ganho ou perda de peso fora de padrões normais deve ser relatado para um médico para maior investigação individual. Por outro lado, embora seja verdade que mudanças hormonais podem alterar o ganho e a perda de peso, é também inquestionável que não é possível engordar se não houver ingestão de calorias maior do que o gasto calórico. Nós não somos como as plantas, capazes de usar o gás carbônico do ar para sintetizar moléculas; precisamos comer para poder produzir gorduras e acumulá-las. Desse modo, independentemente das flutuações hormonais individuais que possam existir, na tentativa de perder peso sempre valerá o bom e velho "coma menos, gaste mais".

Embora tenham um efeito limitado a essa regulação, ainda é um efeito importante e, portanto, é fundamental saber quais os principais hormônios que modulam nosso metabolismo, para que possamos compreender como funcionam e também por que, em algumas pessoas com doenças metabólicas, não funcionam adequadamente. Doenças que envolvem falhas na regulação metabólica por hormônios são muito comuns na sociedade moderna e incluem diabetes e obesidade, que discutiremos no Cap. 8.

Os hormônios servem para regular o metabolismo do corpo inteiro de maneira integrada, espalhando-se pelo sangue e agindo em todas as nossas células e órgãos ao mesmo tempo. É por isso que doenças metabólicas que envolvem alterações hormonais podem promover efeitos indesejados no corpo inteiro e geralmente não afetam um único órgão. Um dos principais hormônios que regulam nosso metabolismo energético e que já discutimos brevemente tem um nome bastante familiar: a insulina. Outro hormônio igualmente importante é um pouco menos conhecido: o glucagon. A insulina e o glucagon são produzidos no pâncreas e têm efeitos opostos, agindo como uma espécie de *yin* e *yang* do controle metabólico. É a concentração relativa de insulina *versus* glucagon no sangue que vai determinar quais vias metabólicas principais serão ativadas e inativadas.

O pâncreas libera glucagon quando os níveis de glicose, conhecido popularmente como o açúcar do sangue, ficam baixos, como nos períodos entre as refeições (veja a Fig. 7.1). Níveis baixos de glicose (hipoglicemia) são muito perigosos, pois os nossos neurônios, as células que efetivamente "pensam" no cérebro, são capazes de usar apenas glicose como fonte de energia para produzir ATP e morrem em poucos minutos na falta desse açúcar. Desse modo, qualquer queda nos níveis de glicose sanguíneos precisa ser corrigida rapidamente. Um dos efeitos do glucagon nos tecidos é promover um aumento da glicose circulante, corrigindo esses níveis baixos.

Como vimos antes, a glicose, que é um carboidrato, não pode ser produzida a partir de lipídeos, pois não há caminho metabólico para isso, mas pode ser sintetizada a partir de proteínas (Fig. 2.1). O glucagon ativa nos nossos fígados a síntese de glicose a partir de proteínas vindas da dieta e dos músculos (portanto, o glucagon leva à diminuição temporária de proteínas musculares, incluindo as proteínas contráteis, aquelas que dão volume aos nossos músculos). A glicose sintetizada no fígado desse modo é liberada para o sangue, chegando ao cérebro e garantindo que os neurônios mantenham seu funcionamento adequado.

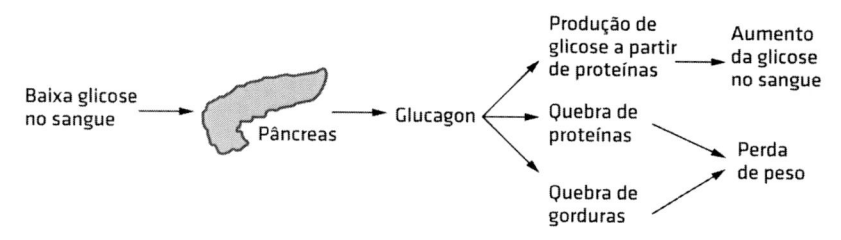

Fig. 7.1   *O glucagon regula os níveis de glicose no sangue, aumentando-os e levando à perda de peso. Esse hormônio, que é liberado pelo pâncreas em resposta a baixos níveis de glicose no sangue, promove uma série de efeitos metabólicos que estabilizam os níveis de glicose e diminui o peso corporal*

Outro efeito do glucagon é trazer para as outras células do nosso corpo, que usam fontes de energia mais variadas que os neurônios, outras moléculas que podem ser usadas para produzir ATP. Nesse caso, a fonte principal de ATP é o tipo de molécula que gera energia com maior eficiência: as gorduras. O glucagon mobiliza os lipídeos acumulados para que sejam usados pelas células como fonte de energia. Na presença dele, há degradação e liberação de produtos das gorduras nas nossas células adiposas, onde são estocados os lipídeos, e distribuição para todos os outros órgãos, onde são quebradas para sintetizar ATP. O glucagon é, portanto, um hormônio que promove a "queima" das gorduras acumuladas, levando ao emagrecimento.

É interessante que sabemos bem como o glucagon age e podemos, portanto, interferir nos seus efeitos. Uma das maneiras mais bem conhecidas e praticadas para ativar os efeitos desse hormônio é ingerir cafeína, presente no café, em vários chás e em refrigerantes e bebidas energéticas. A cafeína aumenta os efeitos do glucagon dentro das células, levando a uma liberação maior de gorduras acumuladas. Assim, efetivamente, tomar produtos que contêm cafeína pode auxiliar na perda de peso, mas também pode ter outros efeitos não desejados, como promover tremores e afetar a estrutura dos ossos, ou, no caso dos refrigerantes, conter quantidades muito grandes de açúcar. Outro composto parecido com a cafeína que também aumenta os efeitos do glucagon é a teobromina, uma substância presente no chocolate. Então chocolate emagrece? Sim e não: o chocolate em si tem compostos que aumentam a "queima" de gorduras; o problema é que ele também possui na sua composição muito açúcar e gorduras, que obviamente são bastante calóricos...

Há um segundo hormônio que age de forma muito semelhante ao glucagon, mas que tem efeito durante menor período de tempo e em condições mais específicas: a adrenalina. A adrenalina é um hormônio produzido por glândulas adrenais, que ficam próximas aos rins, e que, quando está presente na corrente sanguínea, leva à degradação de lipídeos no tecido adiposo e à produção de glicose a partir de proteínas no fígado. Sua liberação para o sangue acontece quando levamos um susto ou quando praticamos exercícios intensos e geralmente curtos, como uma corrida de 100 m. A função da adrenalina nessa situação é justamente alterar o metabolismo do corpo para que as células tenham amplas condições de obter energia rapidamente; por isso há aumento de lipídeos circulantes, usados como fonte de energia pela maioria das células do nosso corpo, e da glicose circulante, usada pelo cérebro como fonte de energia.

A adrenalina surgiu como adaptação para que os animais pudessem sobreviver bem em situações de risco, fugindo de predadores. Também permitiu aos nossos ancestrais se movimentar e pensar bem e rapidamente quando caçavam ou fugiam. Seus efeitos duram apenas poucos minutos, mas garantem que haja ampla disponibilidade de moléculas geradoras de energia para atividades físicas intensas e decisões intelectuais muito importantes nessas situações de risco. Portanto, levar um susto ou praticar exercícios intensos também regula seu metabolismo por meio da adrenalina, promovendo maior perda de peso corporal.

Outro tipo de hormônio que regula o metabolismo, aumentando a degradação de nossas moléculas, com maior produção de energia na forma de ATP, são os hormônios tireoidianos. Esses hormônios são produzidos pela glândula tireoide, que fica no pescoço, e agem como uma espécie de marca-passo do metabolismo, regulando a velocidade das reações metabólicas de modo generalizado.

O mecanismo de ação dos hormônios tireoidianos é diferente daquele do glucagon e da adrenalina. O glucagon e a adrenalina atuam principalmente alterando a estrutura das enzimas metabólicas, permitindo sua maior ou menor velocidade máxima. São, portanto, hormônios que atuam de maneira análoga aos semáforos e radares no nosso trânsito, determinando a velocidade final possível nas vias metabólicas. Os hormônios tireoidianos, por outro lado, não alteram a estrutura das enzimas, mas atuam principalmente regulando sua produção com base em informações contidas no nosso DNA.

Produzir mais enzimas equivale a construir mais faixas numa avenida para permitir o fluxo de um maior número de veículos em uma determinada via metabólica. Obviamente, ter mais faixas permite maior velocidade de formação de produtos, desde que os semáforos estejam abertos. Do mesmo modo, hormônios tireoidianos agem em conjunto com enzimas como glucagon e adrenalina, determinando o fluxo final das vias. O efeito desses hormônios, pela própria natureza dos processos que regulam, é observado mais a médio prazo, e não em resposta a flutuações de minuto a minuto nos níveis de glicose, como é o caso do glucagon e da insulina.

A atuação dos hormônios tireoidianos fica clara quando, por motivo de doença, há alterações nos seus níveis. Pessoas com baixos níveis desses hormônios (hipotireoidismo) ficam sonolentas e cansadas, evitando exercícios físicos; acumulam peso exageradamente; sentem muito frio, porque suas mitocôndrias não produzem muito calor durante a fosforilação oxidativa; e podem ter depressão. Todos essas características são revertidas quando se suplementam hormônios da tireoide. Por outro lado, o excesso desses hormônios (hipertireoidismo) leva as pessoas a ser demasiadamente agitadas, tendo dificuldade de concentração, tremores e palpitações; a perder peso; e a ter calor em excesso (suas mitocôndrias estão essencialmente queimando calorias sem que haja uma demanda celular equivalente para a energia acumulada, que é liberada como calor). Alterações de níveis desses hormônios são causas comuns de ganhos e perdas inesperadas de peso, que devem ser sempre investigados por profissionais.

Enquanto o glucagon é liberado quando a glicose no sangue diminui e leva ao emagrecimento, a insulina faz justamente o contrário (veja a Fig. 7.2). Esse hormônio é liberado pelo pâncreas quando a glicose no sangue aumenta, como após as refeições, quando ingerimos carboidratos, que são absorvidos na forma de glicose. A insulina então leva as células a absorver e a armazenar a energia da glicose na forma de diversas moléculas biológicas diferentes, e a maior delas é a forma mais eficiente de armazenar energia: gorduras.

Parece então que descobrimos que a insulina é o hormônio "do mal", que nos leva a engordar! Se por um lado ele é um hormônio que estimula o acúmulo de gorduras, por outro é muito importante, porque remove a glicose do sangue, além de exercer várias outras funções, entre as quais estimular a formação de proteínas musculares. A glicose em excesso precisa ser removida do sangue, uma vez que esse açúcar acumulado na corrente sanguínea pode ter várias consequências ruins a longo prazo, como lesar nervos e artérias. A importância vital da insulina fica óbvia quando ela está faltando, levando à diabetes, uma doença metabólica grave que discutiremos no Cap. 8.

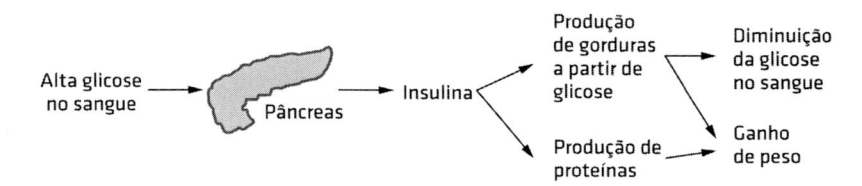

Fig. 7.2 A insulina regula os níveis de glicose no sangue, diminuindo-os, e leva ao ganho de peso. Esse hormônio, liberado pelo pâncreas em resposta a altos níveis de glicose no sangue, promove uma série de efeitos metabólicos que estabilizam os níveis de glicose, bem como ganho de peso corporal

Além de regular os níveis de glicose e a produção e a degradação de gorduras, a insulina afeta o nosso apetite. Ela faz isso atuando nos locais do cérebro que regulam a nossa vontade de comer, diminuindo a fome. É por isso que, logo após uma refeição, que leva à liberação de insulina, você tem menos fome. Por sua vez, à medida que se passam algumas horas e o glucagon passa a circular, você tem vontade de comer de novo. Veja, portanto, outro exemplo de como a insulina não é um "hormônio engordante do mal": regula o nosso apetite, evitando que se coma continuamente, um ato que seria realmente ruim em termos de ganho de peso.

Mas não são somente a insulina e o glucagon que regulam a nossa fome e metabolismo: há outros hormônios, alguns deles descobertos apenas recentemente. A insulina e o glucagon controlam a nossa fome por minutos até uma a duas horas, mas os cientistas suspeitaram por muitos anos que havia mecanismos que a controlavam a longo prazo, por dias ou semanas. Isso porque, embora as pessoas tenham uma ingestão muito grande de alimento (a maioria de nós comeu mais de 250 kg de comida sólida no ano passado), nosso peso corporal varia muito pouco.

Outra pista de que haveria uma regulação do peso corporal a longo prazo veio de estudos com animais laboratoriais, com o aparecimento, em 1949, na Jackson Laboratory, de uma família de camundongos que não tinha controle da fome (camundongos são parecidos com ratos, mas bem menores, e por isso muito usados em estudos científicos, como veremos no Cap. 9). Esses animais, que foram cruzados entre si e têm seus descendentes mantidos em laboratório até hoje, comem sem parar. São verdadeiros glutões e, portanto, ficam muito obesos (pesam quatro vezes mais que um animal normal; veja a Fig. 7.3), além de desenvolverem complicações da obesidade, como diabetes.

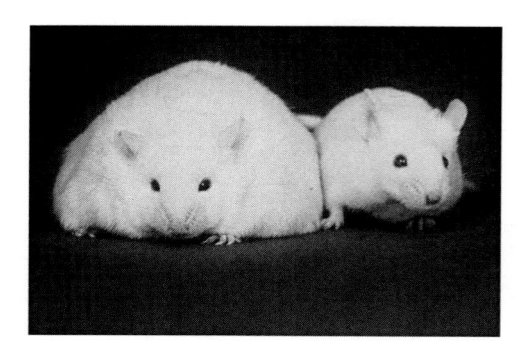

Fig. 7.3 *Camundongo normal (direita) ao lado de camundongo deficiente em leptina (esquerda)*

O motivo para essa fome voraz nos animais só foi desvendado em 1994 pela equipe do professor Jeffrey M. Friedman, da Rockefeller University, em Nova Iorque. Usando técnicas de biologia molecular ainda em desenvolvimento na época, eles verificaram que os camundongos tinham uma mutação em um único gene. Esse gene continha as informações para sintetizar um hormônio até então desconhecido, que foi chamado de *leptina*. Quando o grupo do Dr. Friedman injetou a leptina em animais mutantes ou normais, houve uma diminuição da sua fome. O grupo também viu que a leptina existe e regula a fome em seres humanos, agindo como um inibidor dela.

Hoje sabemos que a leptina é um dos principais mecanismos que regulam nossa vontade de comer. É diferente da insulina e do glucagon, porque não é produzida no pâncreas, e sim no tecido adiposo, em que estão armazenadas grandes quantidades de nossas "gordurinhas". Esse hormônio não responde aos níveis de glicose, que flutuam minuto a minuto, mas à quantidade de tecido adiposo. Quanto mais gorduras acumuladas, mais leptina é liberada. A leptina então vai pelo sangue até o cérebro, onde inibe a sensação de fome. É por sua causa que, depois de um dia de grandes excessos, sentimos menos fome nas refeições e nos dias seguintes. Ela permite que a quantidade de gorduras que acumulamos regule diretamente a nossa ingestão de alimentos, prevenindo que as pessoas se tornem morbidamente obesas.

Além da leptina, há vários outros hormônios interessantes que auxiliam na regulação da fome e do metabolismo. Por exemplo, temos um hormônio liberado pelo nosso estômago chamado grelina, que nos deixa com fome nos horários do dia em que costumamos comer. É por causa dela que, se você costuma sempre fazer refeições no mesmo horário, tem fome justamente naquele momento. Outro hormônio, a adiponectina, serve para modular os níveis de gordura abdominal, a famosa "barriguinha". Sabemos hoje que o acúmulo de gordura abdominal é fortemente associado a complicações comuns da obesidade, como diabetes e doenças vasculares, cardíacas e cerebrais.

Por fim, muito recentemente se descobriu um hormônio novo, a irisina, que aparentemente modula os efeitos metabólicos do exercício físico. Como qualquer achado novo, ainda falta estudar e conhecer melhor os efeitos dessa molécula. Além disso, todos esses hormônios agem conjuntamente e seus efeitos metabólicos globais ainda são muito pouco conhecidos, uma vez que esses efeitos são alterados em diferentes pessoas e dietas. Eles certamente serão assunto de investigações científicas intensas nos próximos anos.

Mas por que, se temos um sistema tão elegante e detalhado para regular nosso peso corporal, tantas pessoas ficam obesas? Isso ocorre porque pode haver erros nos processos regulados por hormônios, verdadeiras doenças metabólicas, como discutiremos a seguir.

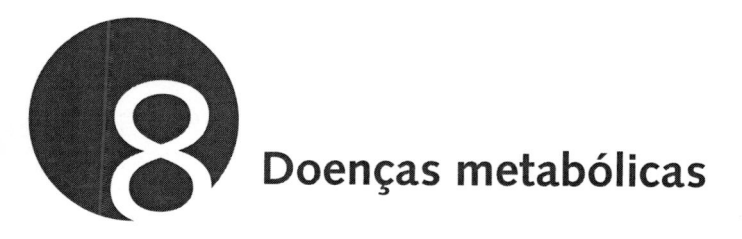

8 Doenças metabólicas

A descoberta da leptina trouxe grande esperança para a indústria farmacêutica, pois era exatamente aquilo que quase todos querem na sociedade moderna: uma molécula capaz de diminuir a fome, evitando que se coma demais e se engorde. Porém, apesar de conhecermos a leptina há 20 anos e de sabermos que ela pode ser usada terapeuticamente em seres humanos sem grandes efeitos indesejados, duvido que alguém já tenha visto leptina à venda como tratamento para a obesidade. Por que não aproveitar um hormônio tão eficaz? Uma empresa que vendesse um medicamento assim certamente teria lucro!

O motivo de não usar leptina para controlar a fome e tratar medicamentosamente a obesidade é que, embora seja um hormônio altamente eficaz em promover a diminuição da fome em pessoas normais e em camundongos que não produzem a leptina, ela infelizmente não funciona bem em pessoas obesas. O problema da maioria das pessoas obesas não é como o dos camundongos que têm falta de leptina no seu sangue. Aliás, essas pessoas até têm excesso de leptina, pois possuem muito tecido adiposo (muitas "gordurinhas") e, portanto, produzem muito esse hormônio, cuja produção é proporcional à quantidade de gorduras acumuladas. O problema com pessoas obesas é que elas podem se tornar resistentes à leptina: seus cérebros recebem o hormônio do sangue, mas não respondem a ele. Desse modo, independentemente de terem leptina no sangue, não há diminuição da sensação de fome, controlada pelo cérebro.

Por que acontece isso? Isso ocorre devido a um processo chamado de resistência hormonal, que é parecido com uma acomodação e acontece quando os efeitos dos hormônios são exacerbados por longos períodos de tempo. Se as células do cérebro são sujeitas a níveis altos de leptina por muito tempo, passam a responder cada vez menos a esse hormônio. É semelhante ao que acontece com os nossos olhos quando saímos de um lugar escuro para um lugar com muita luz: em um primeiro instante vemos tudo muito iluminado, mas aos poucos nossos olhos se acomodam e passam a responder menos à luz, deixando a imagem que percebemos mais escura. Os motivos pelos quais podemos ter acomodação aos efeitos da leptina ainda estão sendo investigados, mas sabemos que existem, porque dar leptina para pessoas obesas resulta em pouca ou nenhuma diminuição da fome. Se descobrirmos por que o cérebro dessas pessoas para de responder à leptina e aprendermos a inibir esses efeitos, poderemos realmente interferir na fome e no ganho de peso delas.

O fenômeno de resistência aos efeitos de um hormônio não acontece só com a leptina na obesidade, mas também na diabetes, outra doença em que ocorrem erros na regulação do metabolismo.

Há dois tipos principais de diabetes, a diabetes do tipo I e a do tipo II, que são doenças bastante diferentes do ponto de vista da sua história natural e dos seus mecanismos, embora tenham um efeito final comum: a elevação a níveis perigosos da glicose no sangue. A manutenção de níveis de glicose muito altos por períodos de tempo prolongados gera lesões dos nervos e das artérias, promovendo dificuldades circulatórias e o mau funcionamento de vários órgãos, incluindo os rins e os olhos. Além disso, a presença de diabetes mal controlada está associada ao aparecimento mais frequente de várias outras doenças, incluindo cânceres e doença de Alzheimer, nesse caso principalmente associados à diabetes tipo II.

Na diabetes tipo I, o problema que leva à elevação da glicose no sangue é a falta de insulina, produzida no pâncreas, porque as células que geram esse hormônio morrem. Normalmente surge em crianças e jovens, não sendo associada à obesidade. Esse tipo de diabetes decorre, portanto, da falta simples de um hormônio e, como tal, é tratado com a sua reposição. O que torna essa reposição mais complicada é que tem que ser realizada de modo a evitar tanto níveis altos quanto níveis muito baixos de glicose no sangue. Níveis baixos de glicose são perigosos porque matam os neurônios, que só usam glicose como fonte de energia. Nessas pessoas, os níveis de glicose, a quantidade de alimentos e a reposição de insulina têm que ser coordenados de modo muito cuidadoso.

Se não houver reposição de insulina, uma pessoa com diabetes tipo I terá todos os efeitos do glucagon (o hormônio antagonista da insulina) exacerbados (veja a Fig. 7.1). Haverá perda acentuada de peso, com degradação de gorduras e músculos; muita degradação de proteínas, aumentando a ureia eliminada e promovendo uma maior produção de urina; produção dos corpos cetônicos a partir da degradação de gorduras (os produtos tóxicos descritos no Cap. 2), e acúmulo de produtos ácidos no sangue. Por causa dos sintomas exacerbados e graves, uma pessoa que desenvolve diabetes tipo I sempre acaba procurando ajuda médica e sendo diagnosticada, o que não acontece com a diabetes tipo II, como discutiremos adiante. É uma boa coisa que seja feito logo um diagnóstico, pois quem tem diabetes tipo I e não recebe insulina irá essencialmente definhar até morrer. Tristemente era o que acontecia com todas as crianças diabéticas até a insulina ser purificada para uso médico, em 1921.

A purificação da insulina foi inicialmente feita a partir de pâncreas de cachorro por Frederick Banting e Charles Best, na University of Toronto, no Canadá, e testada em um menino de 14 anos que estava à beira da morte no hospital local, com efeitos dramáticos: a criança saiu do coma provocado pelo acúmulo de produtos ácidos no sangue e recuperou o peso perdido (pesava menos de 30 kg antes do tratamento), e, enquanto continuava fazendo uso da insulina purificada, podia levar uma vida normal.

A notícia de que havia tratamento para uma doença que até então levava à morte certa as crianças afetadas se espalhou rapidamente, e esses pesquisadores logo tiveram que melhorar as técnicas de purificação da insulina para que pudessem atender ao número de pacientes que os procuravam. Dizem até que foram forçados a isso porque já não havia mais cachorros disponíveis para a purificação da insulina na cidade de Toronto! Com uma parceria com a empresa Eli Lilly, começaram a purificar a insulina de pâncreas de boi. Mais tarde, a insulina purificada de porcos começou a ser usada, por ser mais parecida com a humana. Em 1982, surgiu uma inovação tecnológica extremamente importante: a produção de insulina humana em microrganismos geneticamente modificados, permitindo a produção e o uso médico de um hormônio idêntico ao que pessoas saudáveis produzem sem que fosse necessário obter pâncreas de animais para isso. É a principal forma de insulina usada hoje.

Mas a diabetes tipo I é uma doença rara na sociedade moderna; apenas 5% dos casos diagnosticados são desse tipo. A grande maioria das ocorrências hoje é de diabetes tipo II, que tende a ocorrer em pessoas mais velhas e está associada à obesidade. Na diabetes tipo II, o problema não é causado primariamente pela morte das células que produzem a insulina no pâncreas, mas pela falta de resposta adequada aos efeitos desse hormônio. Essa falta de resposta normalmente se desenvolve após muitos anos de obesidade e/ou sobrepeso e pode ser prevenida e até mesmo revertida pela perda de peso.

Assim como pessoas podem se tornar resistentes à leptina e não ter mais redução da fome em resposta a esse hormônio, pode-se desenvolver resistência aos efeitos da insulina, que é justamente a causa da diabetes tipo II. O resultado de ter essa resistência é que as células reagem como se houvesse pouca ou nenhuma insulina, apesar de o hormônio estar presente no sangue. Predominam então os efeitos do glucagon. Porém, a falta de resposta à insulina não é completa, como na diabetes tipo I, e, portanto, os sintomas são mais brandos. É por isso que a doença pode passar desapercebida, inclusive porque aumentos de glicose no sangue sozinhos não causam sintomas perceptíveis. Um dos grandes problemas da diabetes tipo II é justamente que, além de ser muito comum, pode não ser diagnosticada antes que tenham ocorrido graves lesões em vários tecidos em razão de anos de excesso de glicose no sangue.

Outra característica da diabetes tipo II é que nem todos os tipos de célula do corpo perdem a capacidade de responder à insulina ao mesmo tempo. Isso gera uma espécie de confusão metabólica corporal, em que algumas células respondem à insulina, como se a pessoa tivesse acabado de comer, e outras respondem como se não houvesse insulina, como se a pessoa estivesse em jejum. As células do fígado, por exemplo, estão entre as primeiras a ter resistência à insulina. Como resultado, passam a responder como se não houvesse esse hormônio, predominando os efeitos do glucagon (veja a Fig. 7.1), típicos dos períodos entre as refeições. Sendo assim, o fígado passa a degradar proteínas, vindas da dieta e dos músculos, e a produzir glicose a partir delas. Essa glicose produzida pelo fígado é então liberada para o sangue, piorando os níveis de glicose sanguínea, que já se encontravam aumentados. É isso mesmo: no diabético, que já tem níveis aumentados de glicose circulante, o fígado sintetiza glicose e a libera para os vasos sanguíneos, aumentando ainda mais os níveis desse açúcar na circulação, em que pode causar diversos danos típicos da diabetes.

Mas por que as células do fígado agiriam de maneira tão ruim, fabricando glicose e colocando esse açúcar no sangue numa situação em que já há excesso de glicose no sangue? Parece ser uma resposta metabólica muito burra! A verdade é que nenhuma das nossas células é capaz de pensar e responder a situações metabólicas de maneira inteligente. Elas não têm cérebro próprio e não tomam decisões! As nossas células são programadas evolutivamente e por meio do tipo de resposta das suas enzimas para responder a situações metabólicas. São como computadores: sempre responderão da maneira que foram programadas, independentemente se é ou não a melhor maneira naquele momento. Isso significa que, em condições de doenças como a diabetes, a regulação do metabolismo existente pode piorar em vez de melhorar a situação.

É a insulina que, em pessoas normais, sinaliza para as células do fígado armazenarem, e não produzirem, glicose. Se não há insulina ou há uma resistência à insulina, como na diabetes tipo II, as células do fígado fabricam glicose e a colocam no sangue, independentemente do fato de os níveis de glicose no sangue já estarem altos. Infelizmente, porque o ser humano evoluiu durante a maior parte da sua história comendo pouco, vivendo pouco e não sendo sedentário, respondemos metabolicamente muito mal a uma doença associada a maior idade, sedentarismo e obesidade.

É interessante que, enquanto as células do fígado estão entre as primeiras a responder mal à insulina na diabetes tipo II, as células do tecido adiposo, principal local de acúmulo de gorduras, costumam estar entre as últimas células que deixam de responder à insulina. Isso significa que o diabético tipo II geralmente consegue continuar engordando. Lembre-se de que é a insulina que leva a pessoa a fixar a glicose nas células na forma de gorduras (veja a Fig. 7.2). Uma pessoa sem insulina nenhuma, como um diabético tipo I, não é, portanto, capaz de engordar, e, em vez disso, perde peso de forma muito perigosa. Já o diabético tipo II não é normalmente assim, porque, enquanto muitas das suas células, como as do fígado, não estão respondendo aos efeitos da insulina, as células do tecido adiposo, que acumulam gorduras, podem estar trabalhando normalmente na presença desse hormônio. Isso permite que as células do tecido adiposo engordem, acumulando lipídeos produzidos a partir da glicose, que circula em níveis altos no sangue. Novamente, nosso corpo responde muito mal à diabetes, pois não evoluímos para lidar com uma situação que só começou a aparecer recentemente na nossa sociedade.

Além da perda de peso e, em alguns casos, do tratamento com insulina, há várias outras maneiras de controlar a diabetes tipo II, que são muito variáveis de uma pessoa para outra, porque a doença se apresenta de formas muito distintas entre os indivíduos. Os tratamentos incluem remédios que aumentam a resposta à insulina nas células do fígado, evitando que sintetizem glicose, entre várias outras estratégias. Além dos tratamentos já bem estabelecidos, estamos ganhando cada vez mais conhecimento científico sobre como o metabolismo é modificado nessa doença, o que trará novas maneiras de controlá-la.

9 Um agradecimento aos organismos-modelo

Em vários momentos neste livro, comentamos sobre estudos em animais e até em organismos muito diferentes de nós, como batatas, que permitiram entender mais o metabolismo humano. A verdade é que a grande maioria do nosso conhecimento sobre como funciona o metabolismo humano vem de estudos com outros organismos. Isso é possível porque biologicamente e metabolicamente temos muitas semelhanças com outros seres vivos na Terra, sendo mais parecidos com aqueles que são nossos parentes mais próximos, mas guardando algumas características em comum até mesmo com nossos parentes mais distantes.

Seria impossível estudar metabolismo só em seres humanos: teríamos que constantemente retirar pedaços de tecidos de pessoas e submetê-las a testes que seriam minimamente questionáveis do ponto de vista ético. Em vez disso, usamos organismos-modelo, incluindo animais-modelo. Deve-se ressaltar que o argumento comumente apresentado de que hoje é possível fazer experimentos usando apenas células em cultura é falso por vários motivos: nem sempre é possível cultivar todos os tipos de tecido humano (neurônios, por exemplo, não se reproduzem em cultura celular), células em cultura necessariamente são diferentes das originais, pois se não fossem não sobreviveriam em cultura (muitas são modificadas geneticamente, inclusive por vírus, para se tornarem "imortalizadas" e, assim, reproduzirem-se indefinidamente em cultura), e o cultivo de células em si as modifica, pois essas células crescem de modo diferente em termos metabólicos.

Por exemplo, uma célula em um coração humano terá uma distância variável dos vasos que fornecem oxigênio e nutrientes, enquanto células de coração em cultura são todas banhadas com o mesmo líquido nutritivo, sendo, portanto, muito mais homogêneas metabolicamente. Uma célula cardíaca humana trabalha bombeando sangue através do corpo inteiro (ou seja, realiza um trabalho considerável), ao passo que células em cultura podem se contrair, mas não bombeiam sangue para lugar nenhum, havendo nelas, assim, uma pressão muito menor. Mesmo desconsiderando essas diferenças, culturas de células não são um substituto para a ciência animal, porque cultivar células em laboratório normalmente exige o uso de fatores, como hormônios, vindos dos soros de animais e adicionados a essas culturas. Desse modo, cabe aqui um agradecimento especial aos organismos-modelo, incluindo os animais-modelo, que nos ajudam a entender o metabolismo. A seguir vamos apresentar alguns deles e discutir suas utilidades e limitações.

O primeiro organismo-modelo a que temos que agradecer, pelo seu papel central na compreensão da Biologia em geral, e não só do metabolismo, é o menor de todos que vamos mencionar: uma bactéria chamada *Escherichia coli*, apelidada de *E. coli* (Fig. 9.1). Essa bactéria é um habitante normal dos nossos intestinos que normalmente não causa doença, embora haja algumas populações mais raras infectantes, que são diferentes das usadas em laboratório para pesquisa de vias metabólicas básicas. Seu crescimento em laboratório é muito fácil, pois cada célula se reproduz aproximadamente a cada 20 minutos, gerando duas células-filhas e, portanto, rapidamente fornecendo um número muito grande de células. Para ter uma ideia, em apenas quatro horas uma célula de *E. coli* é capaz de gerar mais de 4.000 células!

Apesar de ser uma bactéria e, desse modo, um parente muito distante nosso (somos separados por alguns bilhões de anos), a *E. coli* tem muitas das vias metabólicas que nós possuímos: apresenta uma via glicolítica praticamente idêntica à nossa, tem ciclo de Krebs, possui cadeia respiratória e é capaz de fazer fosforilação oxidativa de modo muito semelhante ao processo que ocorre nas nossas mitocôndrias, embora, diferentemente de nós, seja capaz de sobreviver sem oxigênio. Ela também sintetiza e degrada proteínas e lipídeos usando vias metabólicas com enzimas que catalisam sequências de transformações bioquímicas muito parecidas com as nossas. Somos seus parentes distantes, mas, como toda a vida na Terra, guardamos muitas semelhanças com ela. A E. coli é, portanto, uma ótima ferramenta para estudarmos bioquimicamente as vias metabólicas.

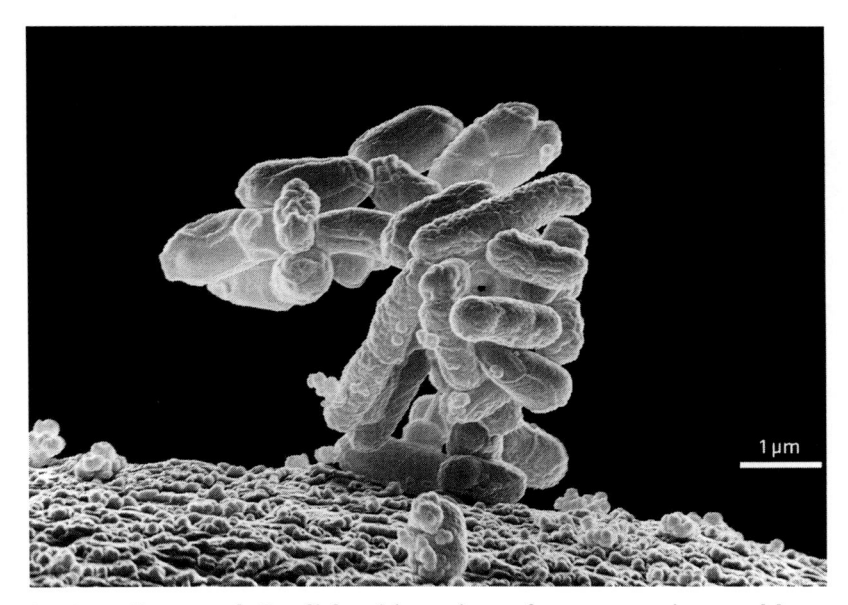

Fig. 9.1 *Um grupo de E. coli, bactérias muito usadas como organismo-modelo em laboratório e que têm também importantes aplicações industriais. A barra ao lado indica o tamanho de 1 μm, equivalente a um milésimo de 1 mm*

Além de ser um bom organismo-modelo em laboratório de pesquisa, a E. coli também é útil para produzir moléculas para nós. Podemos incluir nessa pequena bactéria genes de nosso interesse contendo as instruções para produzir proteínas de que precisamos, gerando, assim, bactérias transgênicas de grande utilidade médica. Como essas células se reproduzem rápido e sintetizam proteínas com eficiência, são ótimas para aplicações industriais farmacêuticas. É exatamente assim que se produz a grande maioria da insulina hoje usada pelos diabéticos. Essa insulina, embora seja produzida nas bactérias, é exatamente igual à humana, porque as "instruções" para sua produção (o DNA) são humanas.

Outro organismo-modelo muito importante ainda é um organismo microscópico, que não podemos ver a olho nu (a não ser que muitos se agrupem em colônias), mas já bem mais complexo do ponto de vista de sua organização celular: a Saccharomyces cerevisiae, apelidada de S. cerevisiae (Fig. 9.2). Seu nome cerevisiae não é por acaso: trata-se do organismo responsável pela fermentação da cerveja e também pela produção de vinhos e pão, sendo mais conhecido como fermento biológico ou lêvedo de cerveja. Quando se compram esses produtos comercialmente, eles são, em essência, um aglomerado de células de S. cerevisiae. Obviamente, esse é um organismo muito importante do ponto de vista industrial!

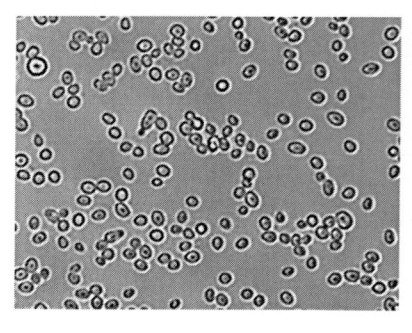

Em laboratório também é importante, porque é uma célula única, que se reproduz rápido (gera uma célula-filha aproximadamente a cada 80-120 minutos), mas eucariótica, ou seja, semelhante às nossas células, com vários compartimentos especializa-

Fig. 9.2 Saccharomyces cerevisiae

dos, incluindo o núcleo e as mitocôndrias. Como tal, seu metabolismo é muito parecido com o nosso. Aliás, é o CO_2 que essas células produzem de modo muito semelhante ao nosso que faz crescer o pão – sua eliminação gera bolhas dentro da massa, deixando-a mais leve e volumosa. Desse modo, muitas das informações que temos sobre como funciona o metabolismo vêm de estudos envolvendo transformações bioquímicas que ocorrem no fermento de pão.

O uso de S. *cerevisiae* como organismo-modelo é bem antigo e foi adotado inclusive por Pasteur. Ao estudar os processos de fermentação, esse cientista estava estudando a transformação de açúcares pela via glicolítica de S. *cerevisiae*. Essas transformações são idênticas no homem, com exceção da reação final: enquanto a S. *cerevisiae* produz etanol, que bebemos na forma de cerveja e de vinho ou usamos para abastecer nossos carros, as células humanas produzem ácido lático ao fermentar, como ocorre nos nossos músculos durante o exercício intenso. Todas as outras dez reações que a S. *cerevisiae* usa para degradar açúcares são iguais às nossas e foram extensivamente estudadas nesse organismo-modelo. Mais do que isso, o processo de formação de CO_2 no ciclo de Krebs e a fosforilação oxidativa que ocorre nas mitocôndrias de S. *cerevisiae* também se assemelham muito aos nossos. Isso, aliado à sua fácil manutenção e crescimento e à facilidade de manipular essas células geneticamente e metabolicamente, faz do fermento de pão o organismo-modelo eucariótico mais usado em estudos laboratoriais.

Mas, apesar de ser um organismo eucariótico, com células muito parecidas com as nossas, a S. *cerevisiae* é composta de células únicas e, portanto, não tem as particularidades dos animais, como nós, que têm muitas células associadas, cada uma com uma função específica. Por não possuir muitas células, a S. *cerevisiae* também não apresenta uma característica central dos animais, que permite trocas de informações entre as células: a regulação metabólica por hormônios, que, como vimos anteriormente, são controladores do metabolismo de várias partes do corpo ao mesmo tempo por se difundirem por ele. É por causa dessa complexidade a mais que são necessários também estudos em animais-modelo.

Um modelo animal muito estudado em laboratório é um pequeno verme mais ou menos do tamanho de uma vírgula neste texto (1 mm) chamado *Caenorhabditis elegans*, apelidado de *C. elegans* (Fig. 9.3). Esse verme é tão pequeno que sabemos o número de células que seus adultos têm (959, sendo 302 neurônios) e a origem de cada uma delas. São também fáceis de manter em laboratório, em parte porque se alimentam de bactérias *E. coli*, também de fácil cultivo; reproduzem-se rapidamente, atingindo a maturidade em quatro dias e botando aproximadamente 300 ovos cada; e têm tempo de vida menor que um mês, o que facilita estudos sobre seu envelhecimento.

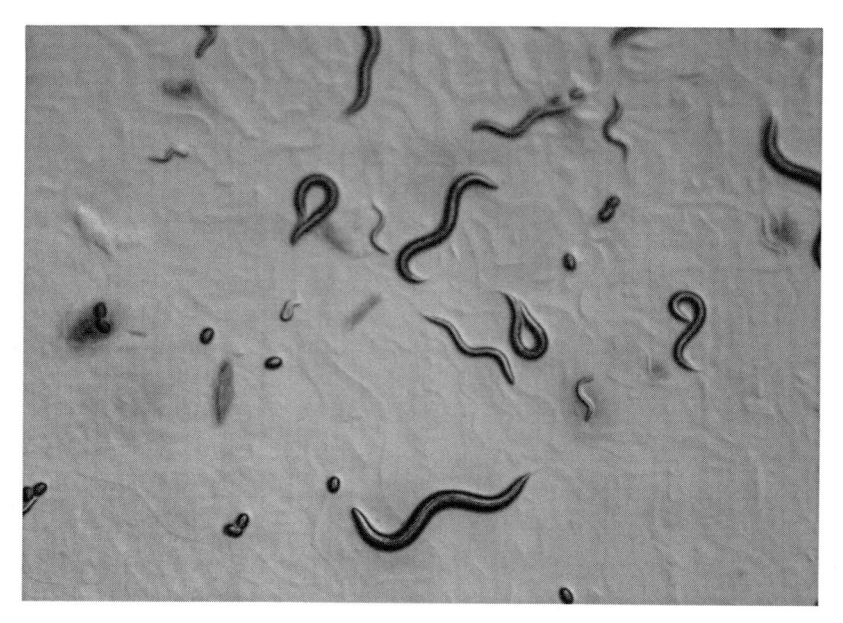

Fig. 9.3   *O verme* Caenorhabditis elegans *é um pequeno animal usado como organismo-modelo em pesquisa laboratorial. Na foto, aparecem animais de várias idades (distingue-se pelo seu tamanho), além de pequenos ovos com formato esférico*

Apesar dessa simplicidade toda, é um animal e, como tal, tem regulação hormonal do metabolismo, incluindo a presença de hormônios que nós temos, como a insulina. Sua importância como organismo-modelo foi reconhecida com o prêmio Nobel de Fisiologia e Medicina dado ao biólogo sul-africano Sydney Brenner, que sugeriu o seu uso para estudos laboratoriais. Fora o prêmio Nobel concedido especificamente pela proposta de usar esse organismo, outros foram dados para estudos que usaram *C. elegans* para compreender processos centrais à Biologia.

No entanto, apesar de muito útil, o *C. elegans* ainda é um parente razoavelmente distante nosso e, por isso, não tem muitas das características metabólicas que nós possuímos. Como exemplo, o *C. elegans* não dispõe de células especializadas em acumular gordura, o nosso tecido adiposo, acumulando gordura dentro de outras células, como os intestinos. Também não possui leptina, o hormônio do tecido adiposo que regula a nossa fome. Organismos com essas características são maiores e mais complexos e fazem parte do grupo dos *vertebrados*, animais que, como nós, têm medula espinhal. Um dos vertebrados mais estudados em laboratório é o *Mus musculus*, mais comumente conhecido como camundongo (atenção: camundongos, ratos e cobaias são espécies diferentes de animais, todos usados em laboratório para diferentes aplicações). Trata-se de um parente mais próximo nosso, pois a separação de linhagens de camundongos e humanos ocorreu há cerca de 75 milhões de anos, pouco no contexto do tempo total de vida na Terra.

Por causa do nosso parentesco próximo, somos muito semelhantes a eles: tanto os humanos quanto os camundongos tiveram seus genomas sequenciados, e, comparando-os, apenas 1% dos genes dos camundongos não aparentam ter um gene equivalente em humanos. Isso não significa que somos 99% idênticos em geral. Por exemplo, humanos contêm genes com informações para produzir rabos como os que camundongos apresentam, mas esses genes estão "desligados" e, portanto, não temos rabos. Porém, a semelhança fica maior quando se trata de processos bioquímicos e essenciais à vida. É por isso que, do ponto de vista metabólico, somos praticamente idênticos aos camundongos.

Além da semelhança metabólica, o camundongo é útil como modelo laboratorial porque é pequeno (com cerca de 8 cm a 10 cm do focinho até a inserção do rabo), de alimentação omnívora (come de tudo, como nós), atinge a vida adulta em cerca de 3 meses, reproduz-se bem e existe em diversas variedades, criadas pelas suas características específicas durante anos de pesquisa laboratorial (estudos científicos com camundongos existem desde o século XVI, quando foram usados para entender o sistema circulatório). Porém, como um animal vertebrado de laboratório, há várias desvantagens de trabalhar com camundongos em vez dos outros organismos-modelo que mencionamos anteriormente. Essas desvantagens incluem seu alto custo de manutenção, o tempo muito maior para reprodução em comparação com os organismos-modelo que vimos antes, o tempo de envelhecimento muito mais longo (um camundongo pode viver três anos em cativeiro) e o fato de termos compaixão natural por esses animais, que são mamíferos e, portanto, a nosso ver "bonitinhos".

É por isso que nenhum cientista utiliza animais vertebrados para pesquisa laboratorial sem antes analisar bem se é realmente necessário e que existem agências que regulamentam o uso desses animais em laboratórios de pesquisa, como o Office of Laboratory Animal Welfare, nos Estados Unidos, e o Conselho Nacional de Controle de Experimentação Animal (Concea), no Brasil. Essas agências não só supervisionam se o uso desses animais é justificado e necessário, mas também asseguram que os animais de laboratório, quando usados, sejam criados nas condições mais confortáveis possíveis.

Animais de laboratório são criados em biotérios, que têm ambientes limpos de patógenos (humanos precisam cobrir suas roupas e cabelos para entrar), silenciosos e com luminosidade e temperatura controladas. A maioria dos camundongos, exceto aqueles que estão em estudos de dietas específicas, é alimentada à vontade com ração especialmente formulada. Qualquer tipo de manipulação desses animais é feita da melhor maneira para evitar sofrimento. É por isso que cientistas com experiência em experimentação animal veem com muito temor atos ilegais ditos de libertação de animais de laboratório, pois sabem que eles não têm a imunidade (não são vacinados nem expostos a agentes infectantes, então não desenvolvem defesas imunes) nem o conhecimento (como conseguir comida, defender-se de predadores, evitar acidentes etc.) para sobreviver bem fora do ambiente laboratorial.

Camundongos podem ser úteis para estudos metabólicos de várias maneiras. Além de compreendermos os processos bioquímicos normais que acontecem em cada órgão estudando os animais saudáveis, eles podem também nos ajudar a entender doenças. Para isso, podem ter sua dieta alterada para alguns padrões dietéticos humanos que são associados a doenças. Por exemplo, dietas ricas em gorduras (que os animais adoram porque são, como nós, evolutivamente adaptados a gostar de alimentos altamente energéticos) levam os camundongos a ficar obesos e diabéticos, além de fazê-los perder sua inibição de fome por insulina. No exemplo contrário, se é fornecida aos camundongos uma dieta com uma quantidade de calorias menor, eles se tornam mais saudáveis e vivem mais tempo (até 50% a mais). Esses animais, assim como nós, também são mais saudáveis se praticam exercícios moderados.

Outra maneira de estudar doenças em camundongos é removendo, alterando ou inserindo informação gênica neles, produzindo, assim, animais geneticamente modificados. Eles são hoje usados para estudar milhares de doenças humanas. Vimos antes um exemplo: camundongos que sofreram uma mutação espontânea que levava à falta de leptina, gerando animais glutões e extremamente obesos (Fig. 7.3). Há muito mais exemplos, incluindo animais que foram modificados e que ficam diabéticos; com fenilcetonúria, a doença detectada pelo teste do pezinho em recém-nascidos; e sem a proteína desacopladora, que promove perda de peso por deixar as mitocôndrias em curto-circuito. Esses modelos animais de doenças humanas são vitais para a pesquisa científica atual, como reconhecido pelo prêmio Nobel em Fisiologia e Medicina de 2007 para Mario R. Capecchi, Martin J. Evans e Oliver Smithies, que desenvolveram técnicas necessárias para criar camundongos geneticamente modificados.

Aqui vale um aparte relativo à importância social da modificação genética de organismos grandes, multicelulares, como animais e plantas, que, além de ser vital ao progresso científico, é uma poderosa ferramenta para o desenvolvimento sustentável que não deve ser simplesmente dispensada por preconceito ou falta de conhecimento. Um exemplo é o uso de cabras geneticamente modificadas para a produção de remédios anticoagulantes no seu leite, em razão de essas substâncias não serem bem produzidas para fins industriais em células em cultura. Essas cabras geram proteínas anticoagulantes idênticas às humanas (pois o fazem com base em DNA humano), o que evita efeitos colaterais decorrentes do uso desses anticoagulantes.

Outro exemplo é o desenvolvimento de plantas geneticamente modificadas, que podem crescer mais rápido, adaptar-se a diferentes ambientes e gerar alimentos mais nutritivos, como o arroz dourado, modificado para conter mais vitamina A para prevenir as graves consequências da sua deficiência, que causa em torno de 250 mil a 500 mil casos de cegueira no mundo por ano, principalmente em populações pobres, com baixa variedade alimentar, cujo sustento se dá à base de arroz. O uso humano de alimentos geneticamente modificados tem, portanto, o potencial para ser de extremo benefício e pode promover uma revolução na nossa alimentação semelhante à introdução de fertilizantes químicos, que permitiram quintuplicar a produção anual de alimentos nos últimos 50 anos. Para garantir sua segurança, a introdução de alimentos geneticamente modificados é analisada caso a caso por agências governamentais como a Food and Drug Administration, nos Estados Unidos, e a Comissão Técnica Nacional de Biossegurança (CTNBio), que regulamenta o uso de organismos geneticamente modificados no Brasil.

Mas vamos voltar aos animais-modelo. Os camundongos são, sem dúvida, os mamíferos mais estudados em laboratório, mas possuem algumas desvantagens, sendo uma muito importante seu tamanho: um camundongo pesa cerca de 30 g (mais ou menos o peso de uma bolacha recheada), tem cerca de 1 mL de sangue e um coração que pesa menos de 200 mg. São bem pequenos, o que pode dificultar alguns estudos em que se precisa de maior quantidade de tecidos. A alternativa, nesse caso, é usar um animal maior, como o *Rattus norvegicus*, mais conhecido como rato de laboratório (Fig. 9.4). O rato é um animal bem maior que o camundongo, pesando entre 250 g e 350 g (de modo geral, mas alguns tipos específicos podem chegar a ter 1 kg) e com cerca de 25 cm de comprimento de corpo, sem contar o rabo. Assim como camundongos, podem ser estudados metabolicamente quando em diferentes dietas (veja a Fig. 9.4) e há vários modelos geneticamente modificados, embora em número menor que o de camundongos.

O conjunto dos milhares de experimentos feitos por grupos de todo o mundo nesses organismos-modelo permite conhecer e compreender as transformações bioquímicas que compõem o metabolismo humano, construindo mapas metabólicos e compreendendo como as vias nesses mapas são reguladas, as suas características específicas em cada órgão e as mudanças que levam pessoas a desenvolver doenças metabólicas. Esse conhecimento traz as ferramentas necessárias para prevenir e tratar essas doenças, elevando cada vez mais a nossa expectativa de vida e, mais importante, nossa qualidade de vida. Temos muito que agradecer às células e aos animais laboratoriais.

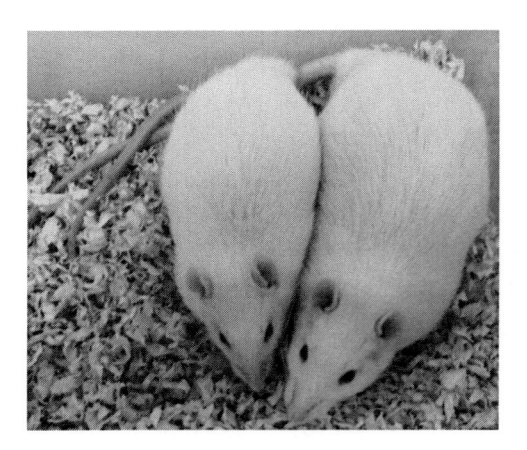

Fig. 9.4 O Rattus norvegicus *albino, com pelagem branca, é um modelo animal muito usado em laboratório. Na foto, o rato da esquerda ingeriu cerca de 20% menos calorias que o rato da direita, que pôde comer livremente, pois tinha comida à vontade sempre. Nota-se que o animal que comeu à vontade é mais obeso, como era de se esperar*

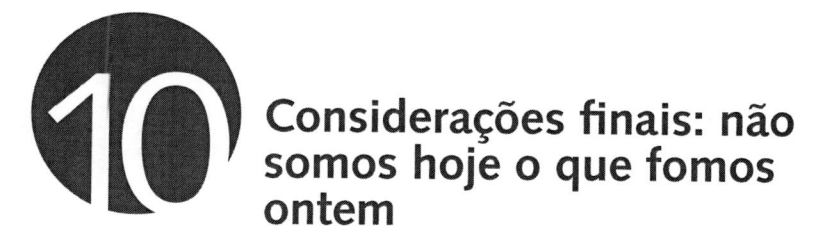

Considerações finais: não somos hoje o que fomos ontem

Cabelos crescem, nós os cortamos e eles continuam crescendo até ficarem compridos de novo. Entre o crescimento e os cortes, o aspecto geral do seu cabelo permanece muito parecido (a não ser que você mude o corte), mas é claro que o cabelo que decora a sua cabeça hoje não é, do ponto de vista molecular, o mesmo que estava lá no ano passado. Essa troca constante das moléculas capilares é fácil de compreender porque podemos notar seu crescimento acontecer, com a saída das moléculas da raiz de cada fio de cabelo promovendo o aumento do seu comprimento. Mas esse processo de troca das moléculas individuais com manutenção do aspecto geral não é exclusivo de tecidos que crescem. Isso está acontecendo a todo momento, em todas as células do nosso corpo, e tem um nome científico, que é a manutenção do *estado estacionário*.

Manter o estado estacionário significa, de modo muito simplificado, manter o aspecto momentâneo igual por meio do controle da entrada e saída de moléculas, de modo que sua quantidade e localização final se mantenham. Por causa da manutenção do estado estacionário, do ponto de vista molecular, nós não somos hoje o que fomos há um ano e até mesmo há um mês, mas parecemos os mesmos, porque estamos constantemente trocando átomos e moléculas com o ambiente, reconstruindo moléculas e repondo as que são degradadas com outras estruturalmente semelhantes.

Esse processo constante e dinâmico acontece porque nenhuma molécula dura para sempre. Algumas moléculas são degradadas de propósito por espécies de sistemas de limpeza dos nossos corpos, porque possuem funções temporárias, depois das quais são eliminadas. Outras são perdidas por degradação espontânea; elas simplesmente "estragam" com o tempo, perdendo sua estrutura original, sendo então repostas por novas, com novos átomos, mas com estrutura e funções parecidas com as originais.

Essa constante troca de nossas moléculas foi medida na década de 1960 graças a uma desgraça ambiental: testes com armas nucleares espalharam pelo hemisfério Norte carbono 14, uma forma radioativa do carbono diferente da maioria dos átomos desse elemento que ingerimos e eliminamos (carbono 12) (Spalding et al., 2005; Libby et al., 1964; Harkness; Walton, 1969). Esse carbono 14 presente no ar foi incorporado pelas plantas, que são capazes de usar o gás carbônico do ar para sintetizar moléculas de carboidratos, proteínas e gorduras. Pessoas então ingeriram essas plantas e esse carbono foi incorporado às suas moléculas. Monitorando a presença de carbono 14 com o passar do tempo nas moléculas das pessoas, podemos ter uma ideia de quanto tempo dura cada tipo de molécula no nosso corpo.

Usando essa técnica associada a várias outras, sabemos que nossas moléculas são dinamicamente trocadas, com o aparecimento de novas a tempos variáveis, que dependem do tipo de molécula em que estão. As moléculas mais estáveis são as de DNA, que contêm as informações necessárias para produzir proteínas e, por consequência, outras moléculas. Em alguns tipos de célula, uma mesma molécula de DNA permanece por anos. É uma espécie de biblioteca celular, que é bem preservada para evitar que a célula perca informações essenciais para sobreviver. Já proteínas, carboidratos e lipídeos duram muito menos, geralmente entre alguns segundos e alguns meses. Globalmente, isso significa que a esmagadora maioria da matéria que compõe o seu corpo hoje não é aquela que era você uns anos atrás. Em vez disso, contemos átomos que um dia formaram baleias, plantas, algas, bactérias e o ar que nos cerca.

O conjunto de reações metabólicas que troca as nossas moléculas não é só complicado, altamente regulado e fascinante, mas aquilo que nos mantém vivos: as leis do funcionamento do nosso universo ditam que moléculas grandes, como as que os seres vivos contêm, tendem a se degradar espontaneamente. É justamente para poder repor essas moléculas que precisamos todos os dias comer e quebrar em moléculas pequenas cerca de 1 kg de nutrientes, aquele peso que desaparece nas medidas de alimentação, eliminação e peso corporal que descrevemos no começo deste livro. Esse processo metabólico produz a energia química necessária, em forma de ATP, de modo muito eficiente devido à redução do oxigênio, para que outros processos metabólicos possam construir novas moléculas e repor aquelas que se perderam.

E é justamente o metabolismo que determina o que é um ser vivo, que, por definição, deve ser capaz de modificar moléculas, crescer e responder ao seu ambiente, todas essas características dependentes de ações metabólicas. Quanto mais entendermos esses processos, melhor compreenderemos quem somos.

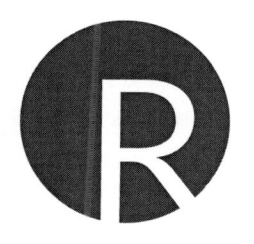

Referências bibliográficas

AL-NAFIS, I. *Comprehensive book on the art of medicine*. 1280.

AUGUSTO, O. *Radicais livres*: bons, maus e naturais. São Paulo: Oficina de Textos, 2006.

BINGHAM, S.; McNEIL, N. I.; CUMMINGS, J. H. The diet of individuals: a study of a randomly-chosen cross section of British adults in a Cambridgeshire village. *Br. J. Nutr.*, v. 45, n. 1, p. 23-35, 1981.

BOUCHARD, C.; TREMBLAY, A.; DESPRÉS, J.-P.; NADEAU, A.; LUPIEN, P. J.; THÉRIAULT, G.; DUSSAULT, J.; MOORJANI, S.; PINAULT, S.; FOURNIER, G. The response to long-term overfeeding in identical twins. *N. Engl. J. Med.*, v. 322, p. 1477-1482, 1990.

COLMAN, E. Dinitrophenol and obesity: an early twentieth-century regulatory dilemma. *Regul. Toxicol. Pharmacol.*, v. 48, n. 2, p. 115-117, 2007.

FAO - FOOD AND AGRICULTURE ORGANIZATION OF THE UNITED NATIONS. Agriculture and Consumer Protection Department. Iron. In: FAO - FOOD AND AGRICULTURE ORGANIZATION OF THE UNITED NATIONS. Agriculture and Consumer Protection Department. *Human vitamin and mineral requirements*. Rome, 2002. Chap. 13. Disponível em: <http://www.fao.org/docrep/004/y2809e/y2809e0j.htm>. Acesso em: 19 maio 2015.

FENCHEL, T. *Origin and early evolution of life*. New York: Oxford University Press, 2002.

HARKNESS, D. D.; WALTON, A. Carbon-14 in the biosphere and humans. *Nature*, v. 223, n. 5212, p. 1216-1218, 1969.

HENTZE, M. W.; MUCKENTHALER, M. U.; GALY, B.; CAMASCHELLA, C. Two to tango: regulation of Mammalian iron metabolism. *Cell.*, v. 142, n. 1, p. 24-38, 2010.

IUBMB - INTERNATIONAL UNION OF BIOCHEMISTRY AND MOLECULAR BIOLOGY. *IUBMB-Nicholson metabolic pathways chart.* [s.d.]. Disponível em: <http://www.iubmb-nicholson.org/chart.html>. Acesso em: 19 maio 2015.

LANE, N. *Oxygen*: the molecule that made the world. New York: Oxford University Press, 2002.

LANE, N. *Power, sex, suicide*: mitochondria and the meaning of life. New York: Oxford University Press, 2006.

LANE, N. Life's a gas. *New Scientist*, 2010.

LEVINE, J. A.; LANNINGHAM-FOSTER, L. M.; McCRADY, S. K.; KRIZAN, A. C.; OLSON, L. R.; KANE, P. H.; JENSEN, M. D.; CLARK, M. M. Interindividual variation in posture allocation: possible role in human obesity. *Science*, v. 307, n. 5709, p. 584-586, 2005.

LIBBY, W. F.; BERGER, R.; MEAD, J. F.; ALEXANDER, G. V.; ROSS, J. F. Replacement rates for human tissue from atmospheric radiocarbon. *Science*, v. 146, n. 3648, p. 1170-1172, 1964.

LICHTENSTEIN, A. H.; APPEL, L. J.; BRANDS, M.; CARNETHON, M.; DANIELS, S.; FRANCH, H. A.; FRANKLIN, B.; KRIS-ETHERTON, P.; HARRIS, W. S.; HOWARD, B.; KARANJA, N.; LEFEVRE, M.; RUDEL, L.; SACKS, F.; VAN HORN, L.; WINSTON, M.; WYLIE-ROSETT, J. Diet and lifestyle recommendations revision 2006: a scientific statement from the American Heart Association Nutrition Committee. *Circulation*, v. 114, p. 82-96, 2006.

MARTIN, W.; MENTEL, M. The origin of mitochondria. *Nature Education*, v. 3, n. 9, p. 58, 2010.

McCARTY, R. E.; HINKLE, P. C. How cells make ATP. *Scientific American*, v. 238, n. 3, 1978.

MITCHELL, P. Coupling of phosphorylation to electron and hydrogen transfer by a chemi-osmotic type of mechanism. *Nature*, v. 191, p. 144-148, 1961.

NISOLI, E.; CLEMENTI, E.; PAOLUCCI, C.; COZZI, V.; TONELLO, C.; SCIORATI, C.; BRACALE, R.; VALERIO, A.; FRANCOLINI, M.; MONCADA, S.; CARRUBA, M. O. Mitochondrial biogenesis in mammals: the role of endogenous nitric oxide. *Science*, v. 299, n. 5608, p. 896-899, 2003.

OMENN, G. S.; GOODMAN, G. E.; THORNQUIST, M. D.; BALMES, J.; CULLEN, M. R.; GLASS, A.; KEOGH, J. P.; MEYSKENS, F. L.; VALANIS, B.; WILLIAMS, J. H.; BARNHART, S.; HAMMAR, S. Effects of a combination of beta carotene and vitamin A on lung cancer and cardiovascular disease. *N. Engl. J. Med.*, v. 334, n. 18, p. 1150-1155, 1996.

RISTOW, M.; ZARSE, K.; OBERBACH, A.; KLÖTING, N.; BIRRINGER, M.; KIEHNTOPF, M.; STUMVOLL, M.; KAHN, C. R.; BLÜHER, M. Antioxidants prevent health-promoting effects of physical exercise in humans. *Proc. Natl. Acad. Sci. USA*, v. 106, n. 21, p. 8665-8670, May 26, 2009. doi: 10.1073/pnas.0903485106.

SAGAN, L. On the origin of mitosing cells. *J. Theor. Biol.*, v. 14, n. 3, p. 255-274, 1967.

SAMBONGI, Y.; IKO, Y.; TANABE, M.; OMOTE, H.; IWAMOTO-KIHARA, A.; UEDA, I.; YANAGIDA, T.; WADA, Y.; FUTAI, M. Mechanical rotation of the c subunit oligomer in ATP synthase (F_0F_1): direct observation. *Science*, v. 286, n. 5445, p. 1722-1724, Nov. 26, 1999. Supplementary material. Disponível em: <http://www.sciencemag.org/site/feature/data/1045705.xhtml>. Acesso em: 23 abr. 2015.

SILVA, P. *Uma panorâmica geral das vias metabólicas*. [s.d.]. Disponível em: <http://www2.ufp.pt/pedros/bq/integracao.htm>. Acesso em: 12 maio 2015.

SPALDING, K. L.; BHARDWAJ, R. D.; BUCHHOLZ, B. A.; DRUID, H.; FRISÉN, J. Retrospective birth dating of cells in humans. *Cell.*, v. 122, n. 1, p. 133-143, 2005.

TAKAI, K.; NAKAMURA, K.; TOKI, T.; TSUNOGAI, U.; MIYAZAKI, M.; MIYAZAKI, J.; HIRAYAMA, H.; NAKAGAWA, S.; NUNOURA, T.; HORIKOSHI, K. Cell proliferation at 122 degrees C and isotopically heavy CH_4 production by a hyperthermophilic methanogen under high-pressure cultivation. *Proc. Natl. Acad. Sci. USA*, v. 105, n. 31, p. 10949-10954, 2008.

THE NOBEL ASSEMBLY AT KAROLINSKA INSTITUTET. Physiology or Medicine for 1998 – Press Release. *Nobelprize.org*, Oct. 12, 1998. Disponível em: <http://www.nobelprize.org/nobel_prizes/medicine/laureates/1998/press.html>. Acesso em: 19 maio 2015.

TIEFENBRUNN, T.; LIU, W.; CHEN, Y.; KATRITCH, V.; STOUT, C. D.; FEE, J. A.; CHEREZOV, V. High resolution structure of the ba3 cytochrome c oxidase from *Thermus thermophilus* in a lipidic environment. *PLoS One*, v. 6, n. 7, p. e22348, 2011.

USDA - UNITED STATES DEPARTMENT OF AGRICULTURE. Profiling food consumption in America. In: USDA - UNITED STATES DEPARTMENT OF AGRICULTURE. *Agriculture fact book 2001-2002*. Mar. 2003. Chap. 2. Disponível em: <http://www.usda.gov/factbook/chapter2.pdf>. Acesso em: 19 maio 2015.

VERCESI, A. E.; MARTINS, l. S.; SILVA, M. A. P.; LEITE, H. M. F.; CUCCOVIA, I. M.; CHAIMOVICH, H. PUMPing plants. *Nature*, v. 375, p. 24, 1995. doi:10.1038/375024a0.

VLAHOS, J. Is sitting a lethal activity? The New York Times Magazine, Apr. 14, 2011. Disponível em: <http://www.nytimes.com/2011/04/17/magazine/mag-17sitting-t.html?_r=0>. Acesso em: 19 maio 2015.